2型糖尿病
终极预防

Health Management Handbook Guided by Nuritional Genomics

营养基因组健康管理指南

主编 官方霖 王 冲
编者 郭慧龙（亚洲运动及体适能专业学院）
　　 张天啸（美国圣路易斯华盛顿大学医学院）
　　 田 更（上海健拓功能医学研究所）
　　 封佳丽（西安交通大学）

U0282701

西安交通大学出版社
XI'AN JIAOTONG UNIVERSITY PRESS

图书在版编目(CIP)数据

2 型糖尿病终极预防：营养基因组健康管理指南/官方霖，
王冲主编.—西安：西安交通大学出版社，2014.12
ISBN 978-7-5605-6863-8

Ⅰ.①2… Ⅱ.①官… ②王… Ⅲ. ①糖尿病-防治
Ⅳ.①R587.1

中国版本图书馆 CIP 数据核字(2014)第 276129 号

书　　名	2 型糖尿病终极预防：营养基因组健康管理指南
主　　编	官方霖　王　冲
责任编辑	问媛媛　王华丽

出版发行	西安交通大学出版社
	（西安市兴庆南路 10 号　邮政编码 710049）
网　　址	http://www.xjtupress.com
电　　话	(029)82668357　82667874(发行中心)
	(029)82668315　82669096(总编办)
传　　真	(029)82668280
印　　刷	西安明瑞印务有限公司

开　　本	727mm×960mm　1/16　**印张** 10　**字数** 147 千字
版次印次	2015 年 2 月第 1 版　2015 年 2 月第 1 次印刷
书　　号	ISBN 978-7-5605-6863-8/R·695
定　　价	24.00 元

读者购书、书店添货，如发现印装质量问题，请与本社发行中心联系、调换。
订购热线：(029)82665248　(029)82665249
投稿热线：(029)82668803
读者信箱：med_xjup@163.com

版权所有　侵权必究

现代科学,特别是生物医学的快速发展,给我们认识自身的健康和疾病提供了许多新的信息,使我们对"人为什么生病"这一问题有了更加深入具体的认识。现代生物医学运用科学的思维方法和手段,揭开了许多疾病的面纱。其中一项具有里程碑意义的突破,就是成功获得自己的全部遗传密码——人类基因组序列。这个成果并不意味着人类认识生命任务的完成,它只是一个开始,而营养基因组学就是从基因和营养之间的互相作用来认识基因的功能。

在人类健康和疾病病理学发展早期,营养对健康具有重要作用。营养基因组学是 2000 年提出的一种全新理论,是继药物之后源于人类基因组计划的个体化治疗的第二次浪潮。营养基因组学所涉及的学科有分子营养学、分子生物学、基因组学、生物化学、生物信息学等,从这个层面上看,营养基因组学是基于多学科的边缘学科。营养基因组学涵盖了一个广泛的领域,它的关键作用之一在于探讨基因多态性和营养素个体化反应之间的联系。人的基因组中有 140 万~200 万个单核苷酸多态性,其中 6 万多个存在于外显子中,这可能是人体对营养素需求及差异的重要分子基础。

2 型糖尿病是一个多基因作用的复杂疾病,每个基因都有累加效应,各个参与疾病进程的基因作用于糖代谢的不同环节。每个基因的作用程度不同,发挥主要作用的为主效基因,作用较小的为次要基因。各基因对糖代谢的影响不同,而且各基因之间存在交互作用。当人处于一定危险因素中时,易感基因的表达异常,进而导致细胞代谢异常,最终在组织层面导致病理改变。因此糖尿病是遗传因素和环境因素长期作用的结果。将 2 型糖尿病的分子遗传分析和营养基因组学进行充分的结合,用膳食营养调控缺陷基因的表达,从而预防和延缓疾病的发生发展,研究者对此做了大胆的尝试和创新,并取得了很大的进展,对疾病的预防和健康管理开辟了一条新的道路。

健康不仅仅是没有疾病,而且是积极的生命活力,因此掌握更多的疾病预防方法,积极预防疾病的发生发展,总比被动痛苦的治疗来的轻松、简单。本书用深入浅出的语言和生动的图解,介绍了现代分子生物科学对生命的最新解读,以及对 2 型糖尿病的认识和从营养基因组学角度的干预方法。这些可以为热爱生命、追求健康的人们提供有益的方法,同时也为从事健康医学行业的专业人士提供一种新的预防慢性病的工具和方法。

中国医师协会转化医学中心副主任

2014 年 9 月 1 日

前言 Foreword

在后基因组时代，营养基因组学的快速发展揭示了大量有关饮食营养与基因组之间复杂的相互作用关系。相对于其他基因组学，营养基因组学有着更为实际的应用性，所以营养基因组学将为健康管理和抗衰老医学领域的干预方法带来革命性的变化。

本书结合近十年来营养基因组学的研究成果，从导致 2 型糖尿病发生的内因（基因）和影响基因表达的外因（生活方式与营养）入手，在分子层面探讨 2 型糖尿病的发生发展机制，并从营养基因组层面提供在一定程度上改变相关基因表达的完整健康管理方案，对于改善 2 型糖尿病起到重要作用。本书结合营养基因组学和临床医学，从相关理论到健康管理干预方法进行了大量创新，对于慢性病的防治提供了一种全新的思路，这是在转化医学理论指导下的一次全面创新和突破。

本书从基因层面提出一整套的健康管理理论和干预方法，内容新颖、资料翔实，科学性和实用性兼备，适合广大生命科学爱好者，特别是那些关心自身健康的人士以及基础医学、营养医学、临床医学和健康管理等学科专业人士阅读。

一本好书的出版，是经过许多人的努力共同完成的。本书在编写过程中除了各位编写人员辛勤的智力劳动外，还要感谢许多相关领域的教授和专家的指导，西安交通大学医学院李生斌教授、中国医师协会转化医学中心副主任樊世斌博士等都给予我们极大的鼓励和支持。此外，本书的运动图片由本书编者之一——亚洲运动及体适能专业学院（AASFP）教练郭慧龙提供。

由于基因组学领域研究进展迅速，同时编者水平有限，本书难免会遗漏一些重要进展，并存在不少问题和错误，欢迎批评指正，反馈信息可以发送到以下电子邮箱：gene2015@163.com。

主　编
2014 年 10 月

目录 Contents

特别声明

　　这本书的任何部分不能取代有效的医疗诊断及治疗。因此，我们的营养基因组健康管理建议在应用时应咨询有资格的专业人员，如医师、遗传咨询师、营养师、健康管理师、运动教练等。特别需要注意的是请不要在未经医生的充分同意下中止任何一种正在进行的治疗方式或药物。

人为什么会生病

RENWEISHENMEHUISHENGBING

一 | 寻找病因：从细胞到基因

1 寻找病因之前，认识生活方式疾病

在寻找病因之前，先来讲一个故事。

假如你想吃又大又圆的苹果，种了一棵苹果树，但是最后却结出了被虫蛀的烂苹果，你非常生气地说："什么破树，好苹果都长不出来。"于是你一气之下，把所有烂苹果摘了扔掉，心里想着，把烂的苹果摘完就会长好的苹果。可是过了一年，树上又结的是烂苹果。你非常担心地找到园丁，讲了经过，园丁看了看说，两年都长不出好苹果，肯定是树有问题，砍了吧！你非常无奈也很害怕，但是没有更好的办法，就把树砍掉了！

这是大部分人生病看医生的全过程。但是你有没有想过，你给树施过肥、浇过水、锄过草吗？一次都没有，不但没有，而且你还在它的周围堆满垃圾，那么你凭什么要求树要长出又大又圆的苹果？所以疾病不是别人的责任，是你自己的责任！是你长期忽略身体，用各种的不良生活方式折磨身体，开始身体还有能力去调节和代偿，慢慢的身体失去代偿能力就会导致疾病，并且以疾病的方式警告你。

慢性代谢性疾病被称为生活方式疾病，是由于长期日积月累的不良生活方式和不健康的心智模式导致的。所以现代医学发展到今天已经认识到，生活方

式疾病只有通过治疗型的生活方式改变才能预防、治疗甚至于逆转。而不是通过简单的抑制症状、对抗身体的代偿机制来掩耳盗铃。

以糖尿病为例,糖尿病是在基因缺陷和后天不良的生活方式共同作用下,导致胰岛素抵抗,这个过程要持续十年到数十年,如果在这个过程中不加以干预会最终导致胰岛细胞损伤引起糖尿病。所以找对病因,并清楚的认识机体的保护代偿机制,对于预防和治疗疾病极为重要。

下来我们就一起来探寻病因。

2 靠人不如靠自己:认识自己的躯体

如果你去找医生看病,医生会做各种各样的检查,从仪器检查到血液检查,无所不包,检查完了之后,医生会告诉你,你是糖尿病,应该吃降糖药治疗。但是如果你问医生,我为什么会得糖尿病,医生一般会简单地说你的生活方式不好,或者你的遗传基因不好。如果你问医生应该如何预防,医生可能只会给你一些简单的建议,比如严格控制饮食热量,低脂低盐饮食,多运动,多吃蔬菜。那你就开始犯糊涂了,到底我是为什么得的糖尿病。因为你有一个同卵双胞胎弟弟,他和你的遗传基因一模一样,但是他却没有得糖尿病。为什么会这样,你不知道,医生可能也不一定能说清楚,因为医生的主要工作是诊断和治疗疾病,而并非找到病因去从源头上预防和阻断疾病。这就是临床医学的一大弊端。但是为了搞清楚我们为什么生病,很有必要重新来认识人体。

人类对生命现象与本质的认识,经历了由整个机体水平向器官、组织、细胞、亚细胞结构及分子水平这样一个逐渐深入的过程。我们每天进行着工作和学习,需要身体各系统、器官、组织进行精细的协调活动,而这些活动的基础就是细胞。人体由各种各样的细胞组成,人体的全部细胞约为50万亿~60万亿,细胞对于身体而言如同一栋楼中的一个个小房间,每个房间都有自己的作用,结构、功能相同的小房间群组成了组织,然后几种不同类型的组织再形成器官去行使特定的功能,而功能上有密切联系的不同器官互相配合去完成更加复杂的功能,这称为系统。

以糖尿病为例:控制血糖调节的内分泌器官是胰腺,胰腺中重要的组织是由四种细胞(α细胞、β细胞、γ细胞及PP细胞)形成的胰岛(组织),而控制血糖的是

β细胞。

细胞是一切生物体结构和功能的基本单位。它是除了病毒之外所有具有完整生命力的生物的最小单位,也经常被称为生命的积木。因为细胞是完成生命活动的基础,也是进行营养物质交换和生化代谢的基础场所,如果细胞出现了物质交换和代谢障碍,就会导致细胞功能障碍。在这个阶段一般人体自身不会有太多的感受,一部分的亚健康症状也是由于细胞功能障碍导致的。当这种细胞功能障碍没有及时扭转或控制,继续发展下去就会导致组成细胞的组织功能障碍,而我们所能觉察到的疾病多体现在组织水平的改变。当组织功能障碍没有得到及时的治疗时,就会导致组织所在的器官功能障碍,这个时候疾病就比较严重了,最终会导致器官所在的整个系统的问题,同时继续下去就会引发其他系统问题。

糖尿病就是典型的例子,胰岛β细胞受损,胰岛素分泌减少,血糖升高,如果没有及时改善,胰岛功能持续下降,胰腺内分泌功能障碍,血糖继续升高,就会导致脂肪、蛋白质代谢障碍,血脂、血压升高,从而导致代谢综合征。

所以疾病源自细胞功能障碍。

那么细胞的活动又接受谁的指令呢?

随着DNA被发现而且基因组功能的研究深入,细胞的一切活动是受基因调控的,基因就相当于细胞的大脑,它存在于细胞核中。也就是说细胞要正常工作,需要接受基因的指令。这个指令就是基因编码的蛋白质,基因就像司令部,蛋白质就是司令员,细胞就是司令员带领的军队。疾病就是由于基因编码的蛋白质出现异常导致细胞功能障碍,所以根本的病因是基因的工作出现了异常。

那么什么是基因呢?

二 什么是基因

要认识基因,先要认识染色体和DNA。我们和自己的父母亲很相像,我们的子女又和我们很相像,这种共同的特征能一代代的传递下去,就是靠一种特殊的遗传物质,这种遗传物质就叫做染色体,染色体是细胞核中载有遗传信息的物质。那么染色体是由什么组成的呢?是由DNA组成的,DNA是非常完美的双螺旋结构,但是并不是每一段的DNA都有功能。只有一部分的DNA片段才会携带有遗传信息,这一段的DNA片段就叫做基因。

人类的全部基因大约有3.5万个。基因是遗传的物质基础,是DNA或RNA分子上具有遗传信息的特定核苷酸序列。如果用一栋商住两用的高楼来比喻DNA的话,染色体就是这栋高楼所在的小区,基因就是可以居住的楼层。

基因不仅可以通过复制把遗传信息传递给下一代,还可以使遗传信息得到表达。不同人种之间头发、肤色、眼睛、鼻子等的不同,主要由基因差异所致。

以糖尿病为例,其相关基因包括:

◆ 胰岛细胞功能缺陷基因:葡萄糖激酶(GCK)、葡萄糖转运蛋白2(GLUT2)、胰淀粉样多肽(IAPP)等。

◆ 胰岛素抵抗相关基因:胰岛素受体底物-1(IRS-1)、葡萄糖转运蛋白4(GLUT4)、胰岛素受体、解耦联蛋白(UCP)等。

◆ 糖脂代谢障碍基因:PPARG等。

三 疾病是基因和环境相互作用的结果

1 科学依据

任何事物的发生发展,都是要靠内因和外因共同作用的。就像鸡蛋之所以能孵出小鸡,是因为鸡蛋(内因)本身是完好无损的,然后在合适的温度和时间(外因)的作用下就可以孵出小鸡。疾病同样如此。随着后基因组学的不断深入研究,疾病与基因的关系进一步阐明。早在1987年诺贝尔医学奖获得者利川根进博士,就曾说过人类的所有疾病都与基因相关。2000年人类基因组计划(HGP)和环境基因组计划(EGP)的研究结果表明人类健康、疾病、寿命的本质就是环境因素与机体内因(遗传因素)相互作用的结果。而同时世界卫生组织研究表明:人类所有疾病都是内因和外因共同作用的结果。内因就是遗传基因,外因就是生活方式和环境。

健康状态是遗传而来的适应能力(基因)和我们所处的生存环境之间互相作用的结果。如果环境有问题,比如不良的饮食、居住环境充斥着病毒和毒素等高污染,以及缺乏锻炼、压力过大等,那么极有可能超出身体的适应能力范围,而最终患上某种疾病。

无论你的身体有什么不适,如过敏、血糖升高、血脂升高,都是由于环境负担,也就是你吃的、喝的、呼吸的及思考的东西,超过了身体的适应能力,而人体的适应能力恰恰是由基因所决定的。基因和环境就像在进行交流沟通,当环境能提供良好的条件,基因就能够正常的工作,从而保证生命的健康。如果环境非常恶劣,超出了基因的适应范围,导致基因不能够正常工作,就会导致疾病,所以说疾病是基因和环境相互作用的结果。

正常情况下基因通过编码合成蛋白质参与人的生长发育过程。在某些情况下基因发生了突变,该起作用的没有工作,不该起作用的反而开始工作了,就导致了人体功能的紊乱。如果和外界因素叠加,就会发生疾病。

2 事实案例

第二次世界大战以后,日本成年男女的平均身高增加了近 6 英寸。日本人的基因没有改变,而改变的是日本儿童和青少年的营养状况。营养状况和遗传因素结合决定了一个人的"表型",即他或她的身材、体型和功能。

糖尿病的发生是由于多基因改变导致的结果,每个基因都有累加效应,各个参与疾病进程的基因,即易感基因仅发挥部分效应,单个基因的独立作用不足以引起糖尿病。各个易感基因作用于糖代谢的不同环节,以及作用于胰岛素抵抗和胰腺功能损伤的不同环节,但是对于各个基因相关的生活方式危险因素进行管理,改变基因表达就可以有效的干预糖尿病的进程。例如 PPARG 主要在棕色和白色脂肪组织及小肠组织中表达,是参与调节糖、脂质代谢的重要因子,具有调控细胞分化、脂肪的储存和维持胰岛素敏感性、葡萄糖稳态的作用,参与炎症、细胞凋亡等病理过程。突变基因下调 PPARG 基因的表达,使胰岛素的敏感性降低,参与糖尿病的发生发展。研究表明,鱼油、共轭亚油酸、苦瓜提取物、维生素 D 可以上调 PPARG 基因,恢复基因正常表达,从而预防糖尿病的发生。

3 健康新模式

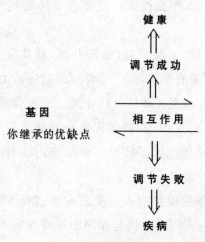

健康

⇑

调节成功

⇑

基因　　　　　　相互作用　　　　　环境

你继承的优缺点　　　　　　　　　你呼吸到的、吃到的、喝到
　　　　　　　　　　　　　　　的东西；锻炼和思考；受病
　　　　　　　　　　　　　　　毒、毒物及其他"反营养物
　　　　　　　　　　　　　　　质"影响

⇓

调节失败

⇓

疾病

当整体环境负担超过你的
基因调节能力时，疾病就
出现了，如哮喘和关节炎

第二章

基因为什么会生病
JIYINWEISHENMEHUISHENGBING

一 基因生病的科学研究概况

1 人类基因组的研究发现

在 1900 年时,人类平均寿命还只有 36 岁;到了 2010 年,这一数字已翻了一倍以上,增至 80 岁。虽然生命得到了延长,但疾病的阴影却从出生就伴随着我们直到死亡,挥之不去。长期以来,科学家一直致力于解开人体为什么会患病这个难题。事实上,除了外伤,绝大部分人类疾病都是由遗传因素和环境因素共同作用所引起的。而基因作为生命个体最为独特的标记,其结构和功能出现异常往往是疾病发生的重要原因,也就是通常所说的基因突变。据美国国家人类基因组研究所估计,人体基因数目约为 5 万到 10 万个。目前已知人类大约有 4000 多种疾病与基因有关,其中约 1000 多种引起人类各种疾病的基因已得到确认。

理解遗传因素如何影响人类疾病的探索正在飞速的研究中。大多数人认为,人类基因组的草图可解决这一问题,该草图第一次向我们提供遗传物质整体功能性,以及在完成人类遗传序列顺序的道路上是一种有意义的里程碑。这将是将来生物医疗研究的基本来源。基因是决定人是否患病的真正原因也是内部原因。

每个人都有很多基因,人的每个部分都对应一个基因,即一个基因管理一个功能。人的大部分基因处于良性状态,控制着人使人不会患病,而一少部分基因却控制得不好,人稍有不慎就会患病。

2 基因的日常生活影响因素

基因位于细胞的细胞核中,细胞膜和组蛋白环绕在其周围,形成天然的生物屏障,抵挡毒素、环境荷尔蒙、自由基等有害物质和机械性损伤,从而保护基因不被损伤。保护细胞及基因的细胞膜和细胞壁是由脂肪、碳水化合物和蛋白质构成的,也就是我们所吃的食物中的各种营养素实际上参与创造了基因的生存环境。

假如我们每天食用各种垃圾食品,就相当于用垃圾食品毒害我们的细胞,就为我们的基因创造了恶劣的生存环境,导致基因"生病",干扰了基因的正常工作,一旦基因不能正常工作,就会导致疾病。

此外,基因也会因身心的相互影响而改变,比如压力、情绪和运动。压力和缺乏睡眠会导致体内内分泌激素释放紊乱,如皮质醇会增多,5-羟色氨酸会减少,这可能会引发糖尿病、高血脂、脂肪肝、认知功能障碍等。运动则可以通过降低体内的皮质醇含量、增加5-羟色氨酸来抵消负面影响,从而预防上述疾病的发生。

3 基因生病的原因:基因表达异常

基因不能直接指挥细胞工作,必需要有一个基因表达的过程,也就是以基因为模板合成蛋白质的过程,通过蛋白质去影响细胞的功能。

基因表达(gene expression)是指细胞在生命过程中,把储存在DNA顺序中的遗传信息经过转录和翻译,转变成具有生物活性的蛋白质分子。用通俗的方式来表述就是:DNA不能直接发挥作用,它只有调控蛋白质的生成,才能在体内起作用,所以如果把DNA看做是汽车的图纸的话,蛋白质就是汽车,由工人按照图纸制造汽车的过程就叫做基因表达。在这个制造汽车的过程中需要好的材料、还有各种各样的工具,如果材料和工具完备,就能制造出性能优良的汽车,这叫基因表达正常。如果在制造汽车的过程中,缺少足够的材料和合适的工具,制造出来的汽车就有可能有缺陷,这就叫基因表达异常。常见的能导致基因表达异常的原因,也就是基因生病的原因有以下三个方面:基因先天缺陷、基因"营养不良"、基因后天损伤。

二 基因生病的原因之一:基因先天缺陷

由于基因组DNA分子发生的突然的、可遗传的变异现象,导致这一个基因的功能出现了问题,而恰好这个基因在身体里有着非常重要的作用,一旦出现缺陷,不能正常工作,就会导致疾病。被大家所熟知的就是叶酸代谢。

1 代表病例:叶酸代谢

叶酸代谢是甲硫氨酸循环当中的重要一环,是近年来医学、遗传学和分子营养学研究的热点之一,主要是因为叶酸与神经管畸形、肿瘤和心血管疾病等许多疾病有关。而参与叶酸代谢的 MTHFR(亚甲基四氢叶酸还原酶)是关键酶之一,这种酶的活性和热稳定性都较低。如果调控 MTHFR 的基因出现遗传变异,就会导致 MTHFR 的活性下降,从而影响四氢叶酸和同型半胱氨酸的生成和代谢,而这两个代谢产物的异常,增加了心血管疾病的神经管缺陷的危险性。而实验和临床资料表明,大剂量补充叶酸可以增加体内 5-甲基四氢叶酸生成,从而降低血浆同型半胱氨酸水平,减少心血管疾病的发病和神经管畸形儿童的出生率。由此推断,就 MTHFR 基因突变的个体而言,他们对叶酸的需求要高于普通人群。

2 代表病例:动脉硬化

南加利福尼亚大学凯克医学院和洛杉矶加利福尼亚大学格劳医学院的研究表明:基因突变与动脉硬化有关。研究指出:体内有 5-脂肪氧合酶(5-lipoxygenase,ALOX5)突变体的人患动脉硬化的风险较高。动脉硬化是指胆固醇在动脉壁上积聚而导致心脏病。洛杉矶加利福尼亚大学动脉硬化研究的参与者中有 5% 体内出现这种 ALOX5 变体。这种基因突变体会因摄入 $\omega-6$ 多不饱和脂肪酸而增强,但摄入含 $\omega-3$ 多不饱和脂肪酸则可使其受到阻碍。因此,对携带 ALOX5 突变体的人应少食含有 $\omega-6$ 多不饱和脂肪酸的肉类和植物油,多食用富含 $\omega-3$ 不饱和脂肪酸的鱼类如鲑鱼,还应适当补充含二十碳五烯酸(eicosapentaenoic acid,EPA)和二十二碳六烯酸(docosahexaenoic acid,DHA)的深海鱼油制剂和维生素 E。

3 代表病例:血友病

19 世纪出现于英国王室并通过联姻波及欧洲各王室的血友病,可算是历史上最著名的家族性遗传病例。血友病原意是"嗜血的病",患者由于缺乏凝血因子,容易出血不止,一旦出现外伤就要靠紧急输血以挽救生命,因此不得不

"以血为友"。血友病仅出现于男性,但却通过女性传给她们的子女。当时的英国女皇维多利亚就是血友病基因携带者,她的九个子女中,三女儿爱丽斯和小女儿比阿特丽斯也是携带者。爱丽斯嫁给了德意志帝国黑森大公爵的孙子,并将血友病基因遗传给了女儿艾琳和亚历山大。艾琳与德国皇帝的儿子结婚,又将血友病基因带到普鲁士家族中。亚历山大嫁给俄国沙皇尼古拉二世,并将血友病遗传给了自己的沙皇儿子,四个女儿也成了可能的携带者。比阿特丽斯的一个孙女也是携带者,嫁给西班牙国王阿方索八世,结果造成血友病基因在西班牙王族的流传。

血友病属于一种单基因遗传病,是由于单个基因 DNA 序列中某个碱基对的改变造成的。由于血友病基因随 X 染色体传递,因此在遗传过程中可能"丢失"。而今的英国女王伊利莎白二世是维多利亚之子爱德华七世的后裔。爱德华七世无血友病,他的后代也得以幸免。伊丽莎白二世的丈夫菲利普亲王虽是爱丽斯的大女儿的子孙,幸运的是其大女儿也不是携带者,因此今天的英国王族也就不再受血友病之害了。

典型的单基因遗传病还包括亨廷顿舞蹈病、夜盲症、并指及多指畸形、过敏性鼻炎、白化病、高度远视、高度近视、红绿色盲等。

不过,相对于单基因遗传病,多基因遗传病则更为常见,患病人群也更为广泛,糖尿病就是多基因遗传病。其他常见的有先天性心脏病、哮喘、精神分裂症、肺结核、重症肌无力、痛风、低及中度近视、牛皮癣、类风湿性关节炎、斜视、躁狂抑郁性精神病等都属于此类。多基因遗传病往往是由多个基因的变异和环境的影响而致病,也称为多因素和多基因疾病。

三　基因生病的原因之二:基因"营养不良"

1　微量营养素的必需性

一说到营养不良,都会想到骨瘦如柴、饥肠辘辘的难民的形象,但是在现代城市生活中,由于能量摄入不足导致的"营养不良"几乎已经没有,相反是能量摄入过量,而维生素、矿物质等微量营养素摄入减少导致的"营养不良"。

当我们告诉医生和其他人：营养素对人体健康极为重要的时候，我们听到了许多质疑，最常见的是：我们的祖先没有补充营养素也生活了数千年，因此我们也不需要营养素。问题是现代人生活在充满压力的环境里：我们吃的加工食物满是防腐剂、色素和香精，我们接触到的是污染、杀虫剂、石化产品和不稳定的有机化合物。这些内、外的毒素会破坏基因表达的环境。所以，人体需要额外补充营养物质，来对抗毒素，从而为基因表达营造良好的环境。

每个人回想一下，你是怎么样从嗷嗷待哺长到成人的？没有每天的食物营养摄取，怎么可能不断成长？！而人体是由不同的细胞组成的，细胞是人体的基本结构和功能单位，基因是指挥细胞的指挥官，基因每天要有充足的营养来保证正常的工作，那么基因需要多少营养呢？研究发现人体每天都需要40多种必需营养素，才能正常工作。什么是必需营养素？就是身体不能合成而必需从食物里摄取的营养。

现代医学在第二次世界大战以后，有了巨大的发展，各种药物的发明，各种手术的创新，分科越来越细化，研究越来越深入。它能治疗感染性、急性创伤性疾病，比如抗生素的使用，使结核病、鼠疫、梅毒等传染病得到了很好的控制；同样也可以用先进的手术方法治疗骨折等急性创伤性疾病，却无法根治遗传基因损伤引起的生活方式疾病。

膳食中含有的某些维生素和矿物质，如维生素B和锌，称之为微量营养素，是我们人体必需的营养成分，因为这些营养成分，是我们体内各种代谢活动中非常重要的辅因子，就相当于机器的润滑油。科学研究表明，摄入某些微量营养素，并保持其在体内正常的代谢状况，能够有效地防止基因组损伤和保证基因的功能正常，进而增强基因组的稳定性。例如，锌和镁可辅助许多重要酶的正常功能，这些维生素和矿物质缺乏可导致基因组稳定性下降。已有实验证明，某些微量营养素的中度缺乏引起的基因组损伤相当于大剂量环境遗传毒物如致癌剂紫外辐射与离子辐射等引起的遗传损伤的强度级别。在离体培养的人类淋巴细胞中，当叶酸浓度处于临床检验正常值低限时，对细胞遗传物质的损伤相当于允许安全范围10倍以上的射线辐射。

２ 相关科学研究

2002年营养基因组学奠基人加利福尼亚大学的布鲁斯·埃姆斯博士，通过研究证实营养可以改变基因多态性,从而改善慢性代谢性疾病,并且指出微量营养素缺乏有三大危害:①DNA 断裂以及氧化损伤;②加速衰老过程;③影响早期发育。同时通过研究证实:补充多种维生素和矿物质可以改善人体健康,其中包括减少癌症、白内障及心脏疾病,改善免疫功能等,其效果在微量营养素摄入不足的人群中尤为明显。

现代医学研究表明,细胞的正常工作是受基因调控的。也就是说细胞要想正常工作,先要保证基因的正常工作,同样基因也是需要充足的营养才能保证正常的基因功能的。那么基因所需的营养和细胞所需的营养一样吗?必需营养素当然一样,不一样的只是不同的基因需要一些特殊营养素。

3 基因需有足够营养

基因和人一样,每天也需要有足够的营养,来保证正常的工作,如果出现基因"营养不良",就不能保证正常基因的表达。

制造出外观完美、性能优良的汽车,最重要的是设计图。人体也是一样,是依据设计图制造的。人体的设计图就是遗传基因 DNA。制造汽车时,先制定完美的设计图后,下来需要的是实际制造汽车的工人,RNA 就如同这些制造工人,进行制造机体的工作。根据具体工作内容不同,RNA 分为三种,读取设计图将其内容传达给现场的是 mRNA(信使 RNA),实际进行人体制造的是 tRNA(转录 RNA),还有相当于汽车制造工厂的 rRNA(核糖体 RNA),负责工厂的运转。人体制造过程中,如同制造汽车一样需要材料,这就是蛋白质。另外,还需要工具,维生素、矿物质、酶和核苷酸就相当于工具。最后想象一下汽车的启动,当然必需的是燃料。人体形成过程中通过燃烧脂肪、糖类、蛋白质获得能量。

所以说如果没有给基因提供足够且恰当的营养,就会导致基因不能正常工作,从而导致各种各样的疾病。

四 基因生病的原因之三:基因后天损伤

人类基因异常所导致的疾病远少于基因表达异常的疾病,越来越多的科学研究证明很多环境因素和不良生活方式在基因正常的情况下通过影响蛋白质表达而导致疾病。由于先天基因出现缺陷而导致的疾病很少，大部分的慢性病都是由于基因被后天的恶劣生活环境所"毒害"而导致的。改变不良生活方式，为基因创造良好的环境，才能让基因不生病。

2004年，世界肿瘤研究专家Lynnette R. Ferguson的研究组就总结了疾病开始是始于基因损伤的。环境污染，体内自由基生成过多，肝脏解毒能力下降，毒素不能被排出，都可以损伤基因，导致基因表达异常。

当正常的细胞受到自由基、毒素及放射线的攻击时，就可以导致基因损伤，进而导致细胞功能障碍。但是身体有非常完美的自我保护和防御机制，如果基因损伤，体内有DNA自我修复的功能，可以将损伤的DNA进行修复。如果损伤的太严重或者修复功能失灵，DNA不能被修复时，DNA就会发出指令，指示细胞"自杀"，被称为"细胞凋亡"，从而防止变异的细胞继续生存。所以一旦基因损伤，就会导致基因表达异常，而使细胞功能障碍，引起疾病。

你身上的每个体细胞中都蕴涵着让你更健康的可能性。通过为基因创造更好的环境，你就可以促进其表现达到最佳状况，从而让你的体细胞拥有更高效甚至更年轻的性状。

具体到糖尿病来说，导致糖尿病基因生病的原因有前文所提及的基因的先天缺陷，如GLUT4、UCP、PPARG等；还有因为长期营养失衡，导致组成基因的"原料"减少；另外，内外毒素对基因的损害所导致的后天基因损伤都是导致糖尿病基因生病的原因。明确糖尿病基因生病的原因，有利于针对基因生病的原因制定相应的健康管理方案。

第三章

如何防治"基因病"

RUHEFANGZHIJIYINBING

从本书的前两章,我们了解到基因在人类大多数疾病的发病和发展中,都扮演了非常重要的角色。因此从某种意义上来说,绝大多数的常见疾病都可以被称为"基因病"。而事实上,在过去的几十年中,经过大量的科学研究,学者们已经积累了很多常见疾病的易感基因和致病基因的知识。这些疾病包括各种癌症(尤其是乳腺癌),心血管疾病(如冠心病)以及代谢病(如肥胖和 2 型糖尿病)。也就是说,对于这些疾病的发病,学者们可以大致的给出一个范围,告诉我们到底是哪些基因出了问题,再结合一些环境因素导致发病的。我们有了这些知识,下一个问题就是如何利用这些知识作为依据来对这些"基因病"进行有效的防治。在本章节里,我们将着重介绍目前临床和基础医学界对于基因病治疗和预防的基本思路。

一 | 基因治疗

1 基因治疗的思路

试想如果我们知道得了某种疾病是因为自身的一个基因出了问题,比如某个基因因为发生了基因突变而无法行使其正常功能。那么一个比较直接的思路就是我们用一个正常的"好"的基因来替换掉那个"坏"的基因。沿着这条思路走,就是所谓的基因治疗(gene therapy)。基因治疗就是利用现代分子生物学的技术手段,将正常的基因导入患者的细胞内使其表达,从而弥补本来有缺陷的基因,进而使疾病得到治疗。这就好比是现在医疗中已经很常见的人体器官移植,用一个正常的器官把不能行使正常功能的器官替换掉,譬如肾移植、眼角膜移植等。但是基因治疗又比较特殊,因为基因是很小的核苷酸分子片段,而且深深的藏在细胞的核心部分,所以基因的移植不像器官移植那样,是医生可以用一把解剖刀三两下就搞定的。

2 基因治疗的过程

基因治疗的过程可以说是替换掉坏基因的过程,这个说起来可能有点讽刺,为了进行基因治疗,科学家们需要病毒这个很多疾病的罪魁祸首来帮忙。

我们知道病毒之所以可以使人得病,是因为它能够穿过人类体细胞的表面,一直进入细胞核的内部,然后将自身的基因片段整合到人类的基因片段中去。之后,病毒的基因就一直"潜伏"在人类的基因片段中,利用人类细胞中的营养物质复制自己。等到时机成熟的时候,由一个病毒复制而来的成千上万的病毒就离开这个被感染的细胞另立门户,而与此同时这个细胞就死掉了。

研究者们正是利用了病毒这种可以"自由出入"细胞核并且把基因片段整合进人类基因中的功能,把病毒当做一种"载体",将正常的人类基因送进细胞核并且让它跟有缺陷的基因相互替换,从而达到治疗基因病的目的。当然在具体的实施过程中,病毒都是经过了特殊处理即消除了其致病性又保持了其感染的特性,就好像经过了"驯化"的动物一样。总的来说,基因治疗的原理很直接,很简单。但是当具体实施的过程中,还存在下面这些问题。

3 基因治疗存在的问题

首先是安全性问题。使用病毒作为"载体"本身存在着潜在的安全隐患。试想如果病毒的致病性没有彻底根除或者因为突变而引入了新的致病性,那么对接受者的身体将造成严重的损害。另外,一些当做载体的病毒可能会造成人体内癌基因的激活和抗癌基因的失活,从而增大患者得癌症的危险。此外,这些病毒"载体"有时造成的人体免疫反应也会对患者的健康造成损害,有时甚至可能会威胁生命。这里我想简单的提一下杰西·基辛格(Jesse Gelsinger)这个人,他是第一个死于基因治疗临床试验的患者。杰西·基辛格生于1981年,他的肝脏由于OTC基因的先天缺陷而无法正常的进行氨的代谢。1999年他18岁那年加入宾西法尼亚大学针对这种疾病基因治疗的临床试验小组。9月13日,研究人员给杰西注射了带有正常OTC基因的病毒载体。然而仅仅在四天之后,他就因为严重的免疫反应引发的多器官衰竭而诱发脑死亡。杰西·基辛格以及在他之后发生的若干起基因治疗临床试验死亡案例在美国社会造成了非常大的反响,严重打击了基因治疗研究。在1999年之前,美国学界曾一度掀起一阵基因治疗研究的热潮,相关文献每年以50%的速率增长,而在1999年之后直到最近,基因治疗研究则基本处于停滞状态。

其次是技术限制。通过第二章的介绍,我们知道基因病可以分为两类:一类是由单个基因单个突变控制的单基因疾病,另一类是多个基因多个突变,以及环境因素共同控制的多基因病或者称为复杂疾病。就目前而言,基因治疗还只能应用于单基因疾病中,而对于复杂疾病,比如心血管疾病、癌症和我们后面要详细讨论的2型糖尿病,基因治疗是无能为力的。这些复杂疾病由于涉及的基因过多,致病因素过于复杂,使用基因治疗往往不会得到很好的效果。

最后是伦理问题。我们在替换非正常基因的时候有两种选择,一种是替换生殖细胞里的基因(精子,卵子),另一种是替换体细胞的基因。如果是替换生殖细胞的基因,这种通过治疗后的改变可以遗传且能传给后代。然而因为种种技术与伦理问题,包括美国在内的许多国家目前禁止在人类身上应用这一治疗手段。举个例子来说,比如我们该如何界定"好"的和"坏"的基因?我们知道有些基因突变有可能同时造成"好"的和"坏"的结果,如有科学研究表明导致alpha型地中海贫血症的基因突变可以同时增强带有这个突变的个体对疟疾的抵抗能力,那么在这个时候我们又该如何选择呢?另外基因治疗技术的广泛应用会不会造成社会上对那些没有经过基因改造而拥有"坏"基因的人的歧视呢?对于这类问题,目前还存在很多争议。

综上所述,基因治疗虽然是一种简单直接的治疗方式,但是存在着诸多如安全性和伦理方面的问题,另外由于技术上的限制,在面对复杂疾病如2型糖尿病的时候明显力不从心,并不是一种切实可行的治疗手段。

二 药物基因组学：从"对症下药"到"对人下药"

1 药物基因组治疗的思路

基因治疗的方法虽然直接，但是在现有的技术条件下仍然存在着很大的问题，这条路子基本走不通。那么现在就让我们换一种思路，既然我们没法利用基因治疗的手段，通过更换"坏"的基因来治疗基因病，那么我们是否可以通过药物的作用来从代谢的层面消除"坏"基因的影响，从而达到治疗基因病的目的呢？答案当然是可以的。

有病要吃药这是常识，我们知道，药物进入人体后会有一个药物代谢和运输的过程，最终药物中的有效成分会通过药物代谢被从药物中分解出来，并且通过人类的循环系统被运输到人体内特定的位置与特定的目标大分子蛋白起作用，从而达到治疗的效果。在这个过程中，其实有多种人体合成的酶和大分子蛋白质协同作用，而这其中绝大多数的蛋白质又是通过存在于人类遗传基因中的信息而合成组装起来的。这里问题就来了，我们每个人的遗传基因中都包含着不同于其他人的上百万个突变，这其中的很多突变会对药物的代谢、运输以及靶向位点产生影响。因此，这种个体的特异性就决定了人和人之间对于同一种药物的反应会存在着一定的差异性。这也就是我们这里要讲的药物基因组的概念。

2 什么是药物基因组学

所谓药物基因组就是在基因组的范围内，通过研究基因突变和药物疗效或毒性的关系，来确定药物如何由于基因的不同而产生不同的作用。包括过敏反应、毒性、疗效影响等。这里我想举一个常见 3 个例子。

青霉素(Penicillin)和过敏反应。大家都很熟悉青霉素，它是一种常见的抗生素。青霉素的发明是人类医学史上的大事，它的出现挽救了成千上万人的生命。但是打过青霉素的朋友都知道，打针之前要先做皮试，这是为了做过敏检测。不知道大家有没有想过,为什么对于有些人来说青霉素是治病良药,而对于另一些人来说青霉素所产生的过敏反应却可能是致命毒剂?长期的科学研究已经证明这些过敏反应跟多种基因有关系,也就是说这些基因上的变异很可能导致人们会对青霉素过敏(当然,过敏反应并不完全由基因决定,跟环境因素也有很大关系,这也就是为什么我们每次都要重新做皮试)。

白血病和药物毒性。巯基嘌呤类药物是一种治疗幼儿急性白血病和肠炎的常用药。这类药物虽然疗效较好,但是它们本身是具有生物毒性的,最严重的可导致骨髓功能抑制从而威胁到患者的生命。经过学者们多年的研究发现,巯基嘌呤甲基转移酶可以通过代谢作用使得巯基嘌呤降解,从而消除其毒性。这种酶是由一个叫做 TPMT 的基因编码的,科学家们发现高加索人群中,这个基因上存在一个突变,这个突变可以导致巯基嘌呤甲基转移酶的结构发生改变,使得这种酶会更容易被降解掉。因此,如果某个个体带有两个这种突变的基因,那么当使用巯基嘌呤类药物对其进行治疗的时候,很容易发生危险。

2 型糖尿病和疗效改变。我们知道硫酰基尿素类(Sulfonylurea)药物可以刺激人体的胰脏分泌胰岛素,因此在过去的 50 年里一直被用来当做治疗 2 型糖尿病的药物。但是学者们长久以来就观察到这种药物对不同的患者的疗效差异很大。对于有些患者来说,这种药物就是灵丹妙药,药到病除;而对另外一些患者来说,这种药完全没有作用,服用后血液中胰岛素浓度基本没有增加。对于这个问题科学家们进行了大量研究,到目前为止,已经确定出了两个基因 ABCC8 和 KCNJ11 上的突变,会显著影响这类药物的药效。也就是说,如果能够获得患者自身这两种基因上突变的全部信息,那么医生就可以选择最佳的治疗药物和药物的剂量,以此获得治疗糖尿病的最佳效果。

我们国内现在的医疗现状是,针对一种疾病,医生往往有多种治疗方案,那么具体哪种方案有效呢?大多数时候医生采用的是"试错"式的治疗策略。即根据经验先使用一类治疗方案,如果效果不好,再考虑换其他的治疗方案。这种做法既可能耽误治疗,又会让患者承受不必要的痛苦。事实上,通过了解药物基因组学的知识,医生可以根据患者的不同基因多态性数据来调整治疗方案,从而确保最大的用药效果。

由此我们看出,以往的医生们对患者可以说是"对症下药":你有什么样的症状,我下什么样的药。那么现在有了药物基因组学的知识,医生在"对症下药"的同时,还要注意"对人下药",需要结合症状和患者特有的基因突变,综合考虑才行。这个其实就是我们现在经常提到的"个体化医疗"的概念。

然而,尽管有这样那样的好处,这个方法就像基因治疗一样,在复杂基因病的预防和控制方面还是有其缺点的。具体来说就是这种方法目前还是着眼于对症治疗上,而不是着眼于疾病的致病因素本身,治标不治本,患者的症状虽然可能得到缓解,但是终生都可能需要依赖特定的药物维持才行。那么如何从预防入手来防治基因病呢? 这就引入了我们下面要说的营养基因组学的概念。

三　营养基因组学:从"对人下药"到"对人下菜"

我们中国的传统医学讲究疾病的治疗原则是预防为主,治疗为辅。古代的医学著作《黄帝内经》中就提出"不治已病治未病"的思想,强调预防疾病的重要性。战国时代的神医扁鹊(前 407 年—前 310 年)在给蔡桓公治病的时候,就多次劝说其应该及早治疗,这里面就寓有防病于未然的思想。而东汉末年的神医华佗(145 年—208 年)创立"五禽戏",也是在强调预防疾病的思想。在疾病防治中,"防"这一部分是应该重点强调的。上述内容我们知道,无论是基因治疗还是药物基因组学,都是利用现代生物技术来更加有效的治疗疾病。从疾病预防的角度来讲,这样的做法终究还是落了下乘。也许读者看到这里要有疑惑了:不是在说基因病吗? 所谓"身体发肤,受之父母",我们的遗传基因都是从父母那里继承来的,这可不是我们可以通外界因素比如锻炼身体就能改变的,这基因病到底能不能预防,又该怎样预防呢? 针对这个问题的答案当然是可以预防的,预防的方法就在我们这里要谈的营养基因组学的概念里。

1 什么是营养基因组学

营养基因组学是研究营养素和化学物质对机体基因的转录、翻译表达及代谢相互作用的科学。说得通俗一点,就是利用基因组学的知识,来研究我们平常的饮食习惯跟疾病的关系。

所谓"民以食为天",我们中国人是很讲究饮食的一个民族,孔子(前552年—前479年)就曾经讲过"食不厌精,脍不厌细"。从某种意义上来说,营养基因组学其实是我国古代"饮食养生"这一理念的科学化和现代化。我们知道,虽然吃什么喝什么并不能改变我们的基因组成,但是首先,我们人体有很多基因是跟食物营养物质的新陈代谢有关。根据每个人基因变异组成的不同,对不同的营养物质的消化和吸收也会不同。比如有些女孩子经常抱怨自己喝凉水都会发胖,而有些女孩虽然看起来每顿饭都吃很多,但是依然能够保持苗条的身材,这就是因为不同的人由于基因的差异,对于脂类物质的消化吸收效率不同所导致的。另外,我们知道基因编码还是要靠由基因编码翻译表达出来的蛋白质来对人体造成影响。我们平常摄取的营养物质,可以在表达和翻译层面对基因编码进行调控。利用上面这两类营养基因组的相关知识,我们可以系统的对复杂基因病进行有效的预防和控制(图3-1)。

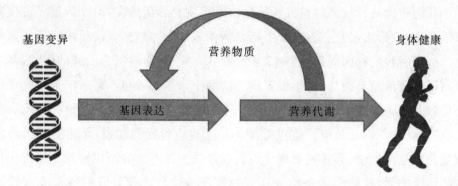

图 3-1　基因组与营养物质的作用模式

2 事实案例

营养基因组学最初这一科学概念的形成是学者通过对一些疾病和饮食习惯的观察得出来的。

这里举一个比较常见的例子,大约90%的华裔成年人在大量饮用牛奶后会出现腹胀或者腹部不适的症状,这就是所谓的乳糖不耐症。这种乳糖不耐症是由于在人成年之后,制造乳糖消化酶的基因被关闭了,不再表达了,导致胃里没有了这类消化酶,人就很难消化含有大量乳糖的乳制品。但是在很多欧洲人群中,由于这个基因发生了变异,使得这个基因一直到人成年之后还在表达,比如在瑞典人群中,乳糖不耐症大约只占总人口的2%。所以如果我们能够知道这个基因突变的信息,就可以了解这个人对于乳糖代谢的能力。如果某个人的基因数据显示其无法消化和吸收乳制品,那么基本的对策包括避免摄入过量的乳糖,或者用人造的乳糖酶药物来帮助消化。

另外一个例子是苯丙酮尿症(PKU)。由于PAH基因的突变,苯丙酮尿症患者的肝脏中缺乏一种称为苯丙氨酸羟化酶的消化酶。因为没有这种酶,患者在进食了含有苯丙氨酸的食物之后(我们日常所吃的绝大多数食物都含有苯丙氨酸),这些苯丙氨酸无法有效的转化成酪氨酸,结果导致大脑内苯丙氨酸聚集。这些聚集的苯丙氨酸再经转氨酶的作用转化为苯丙酮酸,从而影响患者的大脑发育,引起智力障碍和癫痫。利用基因组学的知识,如果我们能有一个患者PAH基因的数据,在患者刚刚出生的时候,我们就可以提前控制婴儿的饮食,保证饮食里不含有苯丙氨酸,从而防止更加严重症状的发生。

上面给出的两个例子其实还是营养因素与代谢调控互相作用的例子。事实上,营养物质不光被动的受到代谢调控的作用,还可以进一步影响到相关基因的表达翻译的改变。比如我们都知道,缺乏维生素D会导致佝偻病,但实际上这只是严重缺乏时直接的病理学表现。维生素D这种营养素本身有减少基因突变的作用,因此有防癌抑癌的功效,长期这类营养素缺乏会显著的增加前列腺癌、乳腺癌和大肠癌的危险度。

3　营养素与遗传学及疾病

在过去数十年的研究中,学者们发现和总结了多种营养素缺乏导致潜在的遗传学改变和疾病危险,具体内容请参阅下表。

总而言之,如果说药物基因组学是第一代个体化医疗的话,那么营养基因组学就是新一代的个体化医疗。这个时候传统的以治疗疾病为最终目的的医疗体系,已经无法帮助患者,我们需要更加专业的健康咨询团队通过营养素调控来帮助我们对复杂疾病进行有效预防。这也就所谓的从"对人下药"到"对人下菜"的转变。通过注意平常的饮食健康,调控营养因素,从而对疾病进行有效的预防。

表 3 - 1　营养元素的缺乏导致的遗传学改变以及病症

营养元素	遗传学改变	营养失调可能的病症
叶酸	染色体断裂/抑制 DNA 修复/DNA 甲基化	癌症、心脏病、脑功能障碍、男性不育及白血病
维生素 B_{12}	染色体断裂/抑制 DNA 修复/DNA 甲基化	癌症、心脏病、脑功能障碍、男性不育及白血病
维生素 B_6	染色体断裂/抑制 DNA 修复/DNA 甲基化	癌症、心脏病、脑功能障碍、男性不育及白血病
维生素 B_3	抑制 DNA 修复	神经障碍，失忆
维生素 E	造成类辐射损伤	大肠癌、心脏病及免疫紊乱
维生素 D	减少基因突变	前列腺癌、乳腺癌及大肠癌
锌	染色体断裂	脑功能障碍及免疫紊乱
脂肪酸	改变基因表达	肥胖、心血管疾病、糖尿病
类黄酮	改变基因表达	癌症
维生素 A	PEPCK 基因抑制	流产、死胎
蛋白质	改变基因表达	恶性营养不良

如何用营养防治"基因病"

第四章

RUHEYONGYINGYANGFANGZHIJIYINBING

一 营养能防治疾病吗

1 "营养"古已有之

所谓"营养"就是我们摄取食物后,身体能够消化、吸收、利用的对我们的身体有利的成分。现在有专门的营养学来研究人体与营养之间的相互作用。其实人们在很早以前就开始了对营养的研究,在我国古代神农尝百草而确定对身体无害的食物,我国的医学古籍《黄帝内经·素问》也记载了当时"五谷为养、五果为助、五畜为益、五菜为充,气味和而服之,以补精益气"的营养概念。而西方"医学之父"、古希腊著名医生、欧洲医学奠基人希波克拉底也提出了一项饮食法则:"把你的食物当药物,而不是把你的药物当食物。"就是多吃食物,利用食物来预防疾病的一种医学思想。

2 人的成长须臾离不开营养

在我们的一生中,每天都在摄取营养来维持身体健康,预防疾病。年轻的父母在准备孕育新生命之前就开始有针对性地补充营养,以保证生命的"种子"即精子和卵子的强健,它们对宝宝未来的健康至关重要。而一旦受精卵在母亲体内"生根发芽",父母更是小心谨慎。俗话说"一人吃补两人",妈妈从食物中摄取营养,而宝宝则从妈妈那里摄取营养,所以准妈妈们总是要比之前额外补充一些营养素来满足自身和宝宝健康发育的需求：叶酸、各类维生素、脂肪、铁和钙等。如果营养缺乏，准妈妈有可能会患贫血、高血压等，而宝宝可能畸形或智力受损，甚至无法出生，比如叶酸缺乏可引起新生儿唇腭裂、神经管畸形，甚至流产或死胎。

待宝宝呱呱坠地，其营养更是每一对父母所关心的话题，在不同阶段要额外补充不同的营养，如果不注意孩子的饮食需求，就会直接影响或阻碍他们的正常生长发育，甚至导致不可逆转的疾病状态。比方说，维生素 B_1 缺乏易患脚气病，维生素 A 缺乏易患夜盲症，儿童期缺少维生素 D 易患小儿佝偻病，缺乏维生素还会引起各种皮肤症状。人体对钙、镁、磷、碘、锌、铁、硒等微量元素需要量很小，但却不可少，儿童缺镁常见手足抽搐症状；缺铁会引起贫血、注意力不集中；缺锌导致身材矮小，发育迟缓；氟摄入不足则易患龋齿，过多则易得"斑釉质"病，严重的还会使骨骼硬化、变形；而钾有助于骨头健康并有预防高血压的作用。青少年期长期钙不足，就会身材瘦小，头发枯黄；多吃含碘食物可以预防地方性甲状腺肿大；等等。

在我们终于茁壮成长、身体发育完全后，为了维持健康，更是要注意合理补充营养。"人缺食，脸发黄，地缺肥，禾发黄"，"人是铁，饭是钢，一日不吃饿得慌，三日不吃倒在床，七日谷水不进见阎王。"为了获得丰富优质的蛋白质，我们要食用肉、蛋、奶。蛋白质缺乏的人比较容易疲劳，身体抵抗力弱，头发枯黄，皮肤松弛，水肿等。为了获得碳水化合物（主要是糖类），要食用米、面、薯类，糖是人体最重要的能量来源，人体血糖过低就容易头晕甚至昏迷，如果人体血糖长期偏低，心血管功能也可能受到损伤，糖类摄取过多也不利于健康，可能引起肥胖，甚至糖尿病等。为了促进消化，要食用富含纤维素的水果、蔬菜，"一天一苹果，医生远离我"，摄入不足可能造成便秘、反胃、胀气和消化不良等一系列问题。为了获得维生素和微量元素，还会食用动物肝脏、海带等食物。如果偏食，就可能会导致身体某些营养素缺乏或过剩，而引起疾病。为了健康，我们在日常饮食中一定要注意营养均衡，而不宜为了过"嘴瘾"而忽略了健康。

3 营养可调节疾病

"人吃五谷杂粮，难免一病"，但有些疾病可以通过针对性地补充营养物质来调节：夜间视力降低可以补充维生素 A；牙龈出血可以补充维生素 C；为防骨质疏松就要及时补钙。"口渴又烦躁，粥加猕猴桃"，"若要不失眠，煮粥加白莲"，"一天三瓣蒜，痢疾好一半"。还有很多慢性疾病可以通过饮食摄入营养素或有针对性地服用一些营养素进行防治，如：饮食治疗是各种类型糖尿病治疗的基础，一部分轻型糖尿病患者单用饮食治疗就可控制病情，在日常饮食中要控制糖分的摄入，少吃油炸食物；高血压患者可以多吃香蕉、橘子和含钾的柠檬、梨、红豆等来缓解症状；慢性支气管炎患者在日常饮食中可多吃祛痰健脾、补肾养肺的枇杷、蜂蜜等食物，少吃刺激性食物。

　　总之，我们只有保持体内营养素动态平衡，才能保持健康状态，否则就会生病。而如果身体处于亚健康状态或大病初愈，通过营养也可以调整至健康。

　　另外，我们还可以根据不同时间和季节调整日常饮食，民间谚语："早餐要吃好，午餐要吃饱，晚餐要吃少"，"冬吃萝卜夏吃姜，不需医生开处方"，正是这个道理。

二 ｜ 营养如何防治疾病

　　营养能防治疾病这一观点已毋庸置疑。2009 年，卫生部医政司(负责与医疗相关政策制定并指导实施的机构)在全国范围内下达了一个《卫生部医政司关于开展临床营养科设置试点工作的通知》的文件，首次将营养提升到了治疗的高度，将营养在疾病治疗中的"辅助"角色转变为"治疗方案"，那么营养到底如何防治疾病呢？

1 人体所需营养素有哪些

　　众所周知，人体的基础是细胞，同类细胞构成组织(上皮组织、结缔组织、肌肉组织和神经组织)，组织构成器官(心肝脾肺肾、皮肤等)，然后形成系统(消化系统、呼吸系统等)，最后才是完整的个体，而细胞的构成就需要不同营养素(磷脂、糖蛋白、水等)，因此可以说人体就是由营养素构成的。科学家将人体需要的营养素分为七大类：水、无机盐、糖类、蛋白质、脂类、维生素和纤维素。这些营养素构成并修复我们的身体组织,为我们的各种活动提供能量,调节物质的代谢,在维持我们生理心理健康的同时,也可能会导致疾病。实际上,我们的身体就在健康与疾病之间维持一种动态平衡。

2 膳食营养通过 DNA 影响蛋白质而致病

从我们尚未出生之时,营养就影响了我们出生之后的身高、智力甚至肥胖的发生等,之后,不同营养素就在我们的一生中充当着调节剂的作用,令我们的身体健康或者生病、衰老,直到生命最后一刻。DNA 是人类的遗传物质,我们每个人都携带了这样一份异于他人的生命密码,根据这份密码所转录翻译出来的信息就是 RNA 和蛋白质。蛋白质承担了身体的重要功能:组成毛发、皮肤、肌肉等人体组织;维持机体正常的新陈代谢和各类物质的转运;增强人体的抗体免疫;蛋白质还是人体的结构物质;部分激素也是蛋白质,如胰岛素和生长激素(不同于生长素)。因此如果 DNA 这本密码发生错误就会导致翻译出来的蛋白质错误,而蛋白质异常就很容易导致疾病状态。膳食营养可以通过作用于 DNA 进而影响蛋白质表达来调控我们的身体状况,例如西红柿中的番茄红素是一种强抗氧化剂,摄入足量的番茄红素就可以在一定程度上抑制 DNA 损伤。也可以直接对 RNA 或蛋白质产生作用,如人们通过饮食摄取蛋氨酸、缬氨酸、赖氨酸、异亮氨酸、苯丙氨酸、亮氨酸、色氨酸、苏氨酸这八种必需氨基酸(人体自身不能合成或合成速度不能满足人体需要而必须从食物中摄取的氨基酸)来满足体内各种活动的需要。

3 膳食营养的个体差异

与此同时,相同的饮食对不同的个体所产生的影响也可能是因人而异的。多年来国内外的大量研究证明,牛奶有利于人体健康,尤其是少年儿童。牛奶中的蛋白质氨基酸组成与人体很接近,有利于吸收,满足人体合成蛋白质的需求;牛奶中的脂肪含有人体必需脂肪酸;牛奶中含有乳糖、各种维生素和矿物质;牛奶还属于高钙食物。现在很多人喜欢每天喝一定量牛奶来维持健康,但有些人却要受到乳糖不耐症的困扰而无福享受。乳糖不耐症是指人体不能分解或代谢乳糖,原因则是体内缺乏乳糖酶,或者是乳糖酶活性低,他们在食用乳糖后甚至会引起腹胀、腹痛、恶心等症状。乳糖于他人是能够维持健康的营养素,而于乳糖不耐症患者则成了"毒药"。乳糖不耐症又分先天性、原发性、继发性乳糖酶缺乏。原发性乳糖酶缺乏常见于成年人,多数是世代饮食结构导致基因改变。那么这类群体是否再与乳制品无缘了呢?当然不是,他们可以采取少量多次的方式摄入乳制品或选用酸奶等发酵过的乳制品,以满足机体对乳制品中其他营养素的需求,维持身体健康。

4 膳食营养的群体作用

营养素的作用虽然存在个体差异,但并不存在群体异质性或遗传异质性,即在不同种族间不存在显著差异,例如,维生素 A 在黄种人中具有维持视觉、促进生长发育、增强免疫力等作用,在白种人中也同样存在这些作用。但由于营养素具有复杂性、差异性,而营养素的作用靶点结合力及特异性也存在差异,所以营养素存在量效差异。摄入相同量的钙质,有些人能够充分吸收利用,维持骨骼健康,而另外一些人可能依然存在骨质疏松的危险,正如在一个家庭中,每天饮食相同,但每个人的基因、身体状况却不尽相同,可能有人偏胖,有人偏瘦,原因之一就是每个人对脂类的吸收利用程度是不同的。

5 代谢压力状态与营养素

那么偏胖和偏瘦的个体相比,谁的健康状况更需要注意呢?实际上,他们可能都没感觉到身体不适,而不需要去就医,但并不意味着他们就可以任由这种情况发展下去。我们可以把身体状况分为健康、代谢压力(即亚健康,现在统称为代谢压力状态)和疾病状态。代谢压力是一种健康临界状态,处于这种状态的人,虽然没有明显的身体不适,但往往在日常工作生活中表现出精神力不集中、反应慢、环境适应能力弱(例如气候变化时节易感冒)等。如果这种状态不能及时调养,随着时间的发生就可能会发生质变成为疾病,这时候就需要药物治疗及时将疾病状态改善成代谢压力状态,否则将会发展成复杂疾病。

世界卫生组织的一份报道称,全世界约有 70% 以上的人处于代谢压力状态,且以脑力劳动者居多。代谢压力状态最好的调整方式就是改善生活方式、善加利用营养素,俗话说"是药三分毒",而营养素不同于药物。药物可以影响基因的表达,快速且目标明确地消灭体内的病毒等,但副作用往往也是不容忽视的。而通过食物摄取的营养素同样可以影响我们的身体,营养素的作用靶点与药物不尽相同,它的作用目标往往不是单一而明确的,所以虽然作用靶点多,但影响的程度非常微小,只有通过日积月累,这种影响才会体现出非凡的意义,同时由于这些营养素主要来自日常饮食,副作用会比较小,这也在一定程度上解释了为什么在大病初愈时医生会叮嘱患者多食用富含某些营养素的食物。当然,合理补充营养素也能维持健康内稳态,而不会令身体发展到代谢压力状态。我们体内的免疫球蛋白是一种糖蛋白,而补充维生素 A 能促进糖蛋白的合成,提高免疫力;香蕉能促进大脑合成血清素;多吃芹菜、水果等含纤维素的食物,可以刺激肠胃蠕动,帮助清除体内的垃圾,防止这些代谢垃圾危害我们的健康。更何况,人体是由营养素构成,那么,修复它就应该用营养素。正如墙坏了就应该用水泥砖块修复的道理一样。

值得强调的是,营养素并不能完全代替药物的作用,也并不是越多越好,否则可能会延误疾病治疗甚至引起营养过剩、肥胖等疾病。营养素在维持健康、调理代谢压力时一定要均衡、合理,如果是服用营养剂等要遵医嘱或参考说明书,不可盲目改变剂量,以防矫枉过正。

目前,对于营养素与健康的研究已形成专门的研究领域即营养基因组学,其目的就是帮助我们理解如何使用营养素防治疾病。个体间基因差异可能会导致个体对摄入的营养素产生不同的量效反应。未来基于丰富的群体数据,营养基因组学有望为人们量身定制满足个体需求的"个性化饮食方案",更加有针对性地防治疾病。

第 五 章

为什么会得2型糖尿病

WEISHENMEHUIDE 2 XINGTANGNIAOBING

一 | 人为什么需要"糖"

1 碳水化合物的作用

营养为人的生命活动提供能量和材料。而提供能量和材料当中非常重要的营养物质是碳水化合物。食物中的碳水化合物进入人体,经过整个消化道被消化分解为葡萄糖,然后进入血液称为血糖,是人体能量的主要来源。血糖在人的生命活动当中,有着至关重要的作用,就如同汽油对于汽车一样。如果没有汽油,汽车无法发动;如果没有血糖提供能量,人的生命活动,特别是大脑功能,就会出现思维混乱、反应迟钝,甚至低血糖昏迷。

碳水化合物的主要来源为水果、蔬菜、谷物和乳制品。人体的结构决定必须要以碳水化合物为主要能量来源,当然人体也可以蛋白质、脂肪作为能量来源,但是主要的能量来源还是碳水化合物。当食物中同时存在碳水化合物、脂肪、蛋白质的时候,身体首先使用碳水化合物来产生能量(同时它也是最容易消化的),当碳水化合物消耗完之后,就会使用脂肪产生的热量,脂肪消耗完之后,就会消耗蛋白质来产生热量了。

2 碳水化合物的分类

碳水化合物的分类常用的有两种方法:①简单与复杂的碳水化合物;②高

血糖指数与低血糖指数。

按照简单与复杂的碳水化合物划分。简单的碳水化合物，它们是由单糖或双糖单元组成的，主要指白糖、糖浆、蜂蜜、精制的米面、糖果等。一般来说简单的碳水化合物都是深加工的垃圾食品，热量高，营养价值却很低。

复杂的碳水化合物（如淀粉和纤维），它们是由糖单元链条结合构成的。与简单碳水化合物相比，人体要在消化道用更多步骤才能分解淀粉。而纤维则更加复杂，以致人体根本不能吸收。谷物类或由谷物类加工而成的食品中含有复杂碳水化合物，如谷物、粗粮、豆类、蔬菜、坚果和新鲜水果。

对碳水化合物进行分类的另一种方式是使用血糖指数，血糖指数是测定吃了碳水化合物食物之后血糖即时升高的指标。消化很快并且导致血糖很快升高的食物被称为高血糖指数食物；消化较慢的食物被称为低血糖指数食物。

该指数可衡量一个给定的食物如何影响血糖水平。通常把葡萄糖的升糖生成指数定为 100。血糖指数＞55 为低血糖指数食物，低血糖指数饮食在消化道消化慢、吸收慢，使食物中的糖逐渐释放到血液中，因此不会引起血糖的大幅度波动，因此对身体是有益的。血糖指数＞70 为高血糖指数食物，而高血糖指数饮食会导致血液中的葡萄糖迅速升高，导致血糖波动太大，因此对身体是有害的。所以饮食当中应尽量选择低到中等的低血糖指数碳水化合物。

3 精制糖的危害

糖对于每个人来说是再平常不过的事了，以至于我们忘记了其中潜藏的巨大危害，有些人把这称为"甜蜜的威胁"。但是并非所有的碳水化合物都是有害的。人们都认为碳水化合物会使体重增加，但这只适用于简单碳水化合物，而对于复杂碳水化合物，并非如此。复杂碳水化合物很少被转化为脂肪，几乎全被身体利用了。如果你的饮食中包含了太多的精制（简单）碳水化合物，如糖果、蛋糕、饼干，就会使体内产生过多的葡萄糖。举例来说，如果吃一大碗面条或米饭，血糖就会突然升高，这必然激发胰腺释放更多的胰岛素来处理血糖。这些碳水化合物释放过快，所以你会突然间感到精神萎靡。如果每顿饭都吃精制的碳水化合物，你的血糖就会像溜溜球一样，快速波动，导致整个内分泌系统紊乱，降糖激素（胰岛素）和升糖激素（皮质醇等）的平衡机制被打破，从而引起各种各样的健康问题。像白糖和精白面、白米这样快速释放碳水化合物,不但能引起血糖剧烈波动,而且由于是被精加工过的,缺少人体必需的维生素和矿物质,因此会引其广泛的健康问题。

人们进食高血糖指数的食物后,血液中的葡萄糖糖会立刻上升,而由此产生的"蛋白质糖基化"的过程也在发生。当体内血糖浓度过高的时候,葡萄糖就会与血液中的蛋白质和其他亚细胞器发生化学反应,这个过程就叫做"糖基化",而糖基化会对细胞造成损害。糖基化在体内形成的产物(称作终末糖基化产物,或 AGE 修饰蛋白质)会影响器官的功能,还会加速人的生理衰老。AGE修饰蛋白质在体内的积聚会影响组织和细胞的新陈代谢,增加引起衰老的毒素在体内的积聚,从而对内分泌系统、免疫系统和神经系统造成破坏。进食低血糖指数的食物,有助于减缓生理衰老的过程。这就是要控制糖分摄入量的重要原因之一。一些人对饮食中的糖分特别敏感,因此他们如果进食了较多的高血糖指数食物后,会比一般人产生较多的 AGE 修饰蛋白质。这些人包括超重的人,高血压或高血脂患者,以及易患成年糖尿病的人。

4 稻米的好处

植物营养素饮食的许多餐单都以稻米为重点。在世界上的很多国家的饮食中,稻米是卡路里的主要来源。它提供了高质的复合碳水化合物和蛋白质,仅含少量的脂肪,完全不含胆固醇。一粒稻米包括两个部分:外面的部分含有纤维素、维生素和矿物质,而里面的胚乳则富含多糖,一种复合碳水化合物。稻米的多糖和淀粉成分较其他碳水化合物食物容易被消化,而且它也容易被血液吸收,充当能量来源。

谷类和豆类所含淀粉的消化率各不相同,且分别很大。谷物化学家认为,这个分别是由于不同食物的淀粉组成和类型各异造成的。淀粉是由成千上万个单位的葡萄糖链结而成的。不同类型的淀粉,其葡萄糖的链结方式是不一样的。稻米中淀粉分子的排列方式使得它比小麦、燕麦和大麦的淀粉更易于消化和吸收。不同类型稻米的消化性也有不同,在进食后,它们对消化系统和血糖浓度的影响也相应有着细微的不同之处。

因为稻米有易于吸收的特点,它能够被上肠道更好地吸收,产生较少的气体及发酵。新品种的稻米含有丰富的蛋白质,在饮食中摄入大量的稻米蛋白质就可以满足个人对蛋白质的需求,不需要再摄入动物蛋白。由于稻米的低过敏性和高消化性,人们甚至用它来制造婴儿食品。稻米含有不能被有毒细菌发酵的碳水化合物,因此,患上各种由细菌引起的腹泻的婴幼儿可以通过进食米粥来改善肠的功能。

精米和糙米有着相同的蛋白质和碳水化合物结构,但在糙米被碾磨成精米的过程中,稻米失去了一部分的纤维素、维生素和矿物质。碾磨的确会造成营养的流失,不过它也去除了一种叫做植物血凝素的蛋白质,这种蛋白质可能会导致某些人出现超敏或过敏反应。尽管在恢复健康计划中包括的是精米,但是计划其他部分会补充回这部分的营养流失。无过敏性的精米是高质量膳食计划的一个重要组成部分,同时也是蛋白质和碳水化合物的来源。稻米中含有的少量油也对健康有好处。

米油含有一种叫做三烯生育酚的物质,它是维生素 E 的一种,能够帮助人体降低血液内的胆固醇含量。米糠也含有三烯生育酚,在降低血液胆固醇含量方面,它甚至比燕麦麸还更有效。三烯生育酚能抑制肝脏一种酶的活性,而这种酶正是负责制造胆固醇的。这种抑制能有效降低低密度脂蛋白胆固醇(一种有害胆固醇)的产生。米糠约含 15% 蛋白质、16%～22% 的含三烯生育酚脂肪和 10% 水。

稻米具有高消化性的原因在于,它不像其他谷类和豆类制品一样含有抑制消化的物质。许多谷类和豆类都含有抑制消化的天然物质,它们会影响胃和肠道有效地消化这些食物。这就是豆类和一些谷类会在某些人的体内产生气体的原因。

二 “糖”如何被消化、吸收和利用

有些碳水化合物是无法消化的,只会通过消化道,最后随其他废物被排出体外。这些就是纤维,但尽管纤维不会被消化,其通过消化道这一进程却起着相当重要的作用。纤维能促进肠蠕动,帮助消化食物、排泄废物,并通过吸收多余水分、糖废物结合成便于排泄的大块状,进一步增强人体的排毒能力。所以尽管纤维不被消化,也不含任何营养,却在消化过程中不断发挥着促进消化、清洁肠道和为人体解毒的作用。

能被消化的碳水化合物要经历不同消化过程。单糖在口腔里就开始直接进入血液循环,而多糖在口腔唾液酶的作用下仅部分消化,大规模消化要在小肠中进行。在小肠内糖被分解为葡萄糖,并随时可以进入血液循环。一旦进入血液,葡萄糖可被细胞吸收,并为脑和神经系统提供能源。

葡萄糖被细胞吸收的过程中,有一个非常重要的激素,就是胰岛素。胰岛素如同一把钥匙,打开细胞的大门,让葡萄糖进入细胞内进行代谢,产生能量。

进入细胞后,葡萄糖主要发生3种变化。

第一,一部分血糖在细胞中氧化分解,最终生成二氧化碳和水,同时释放出来能量,供机体生命活动所需。

第二,血糖氧化分解释放出来的能量够用,那么多余的部分可以在肝脏组织中合成肝糖原,在肌肉组织中合成肌糖原。当血糖含量由于消耗而逐渐降低时,肝糖原可以分解成葡萄糖,并陆续释放到血液中,以便维持血糖含量的相对稳定。肌糖原则是作为能源物质,供给肌肉活动所需的能量。

第三,除了上述变化外,如果还有多余的葡萄糖,那么这部分葡萄糖就可以转换成脂肪和某些氨基酸等。

三　2型糖尿病的病因探析

1 胰岛功能受损

科学研究表明,胰岛功能受损导致胰岛素分泌减少是糖尿病的主要原因。现在,人们习惯于把胰岛功能受损分为四个时期。

第一期为胰岛 β 细胞功能代偿期。为了代偿机体的胰岛素抵抗,适应正常的机体生理活动,机体代偿性地合成和分泌更多的胰岛素,满足机体增加的胰岛素需要量,从而维持正常的血糖水平。

第二期为胰岛β细胞功能轻度失代偿期。胰岛β细胞合成胰岛素的功能和储存胰岛素的量基本正常,由于胰岛素抵抗继续恶化,胰岛β细胞分泌的胰岛素已无法维持正常的血糖水平,血糖水平开始升高,从而导致一系列的代谢障碍。机体进入IFG(空腹血糖受损)及(或)IGT(糖耐量受损)期。

第三期为胰岛β细胞功能重度失代偿期。胰岛β细胞的结构和形态看似正常,但由于胰岛素抵抗和糖代谢紊乱继续加重,其合成胰岛素的能力已经显著下降,胰岛素储备量及胰岛素分泌功能下降,使得血糖水平进一步升高,达到糖尿病诊断标准。

第四期为胰岛β细胞功能完全失代偿期,又称胰岛β细胞结构破坏期。胰岛的形态和结构发生显著改变,胰岛结构破坏并且出现纤维化,胰岛β细胞凋亡进行性加速,其数量减少,功能完全丧失。患者血糖控制进一步恶化,需要依赖外源性胰岛素控制血糖。

因此,正是胰岛β细胞功能的进行性下降导致了糖尿病的发生、发展。糖尿病之所以是一个进展性疾病,胰岛β细胞功能的渐进性减退是最主要的原因。

同样胰腺的β细胞也是氧化应激的重要靶点。β细胞内抗氧化酶水平较低,故对活性氧自由基(ROS)较为敏感。活性氧自由基可直接损伤胰岛β细胞,促进β细胞凋亡,还可通过影响胰岛素信号转导通路间接抑制β细胞功能。β细胞受损,胰岛素分泌水平降低,分泌高峰延迟,血糖波动加剧,因而难以控制餐后血糖的迅速上升,对细胞造成更为显著的损害。

2 胰岛素抵抗

胰岛素抵抗是指胰岛素促进机体利用葡萄糖能力下降,为维持正常血糖,胰岛β-细胞代偿性分泌胰岛素,使胰岛素增加,引起高胰岛素血症。同时胰岛素抵抗还会导致血脂及血糖不能代谢而升高。胰岛素抵抗可以先于糖尿病发生,在其作用下,疾病早期胰岛素代偿性分泌增加以保持正常糖耐量。当胰岛素抵抗增强、胰岛素代偿性分泌减少或二者共同出现时,身体逐渐向糖耐量减退和糖尿病进展,血糖开始升高。

导致胰岛素抵抗的关键原因是氧化应激。氧化应激的产物就是自由基。

自由基是体内产生的高度活跃且不稳定的分子,其产生的原因可以是正常的新陈代谢,也可以是辐射、药物、酒精或其他有毒物质。一旦自由基产生了,它就会迅速地跟附近的任何物质发生反应。如果它们没有被适当地阻止或清除的话,就会攻击组成身体的物质,例如构成细胞膜的脂肪、控制新陈代谢运作的蛋白质和酶,以及每个细胞中的基因遗传物质。

由于自由基参与所产生的化学反应,许多科学家们相信,随着人们年龄增长而出现的衰老和退化性疾病,很可能是自由基在体内产生过多而导致的,逐渐损害身体并使身体功能衰退的结果。对人类健康造成最大破坏的自由基是氢氧自由基。它在细胞内能够引发一系列有害的反应。要了解自由基在我们体内是如何运作的,可以想象一下火炉旁边的地毯,为了取暖,点着火炉,但是火炉产生的火星溅到了旁边的地毯上,地毯因此千疮百孔,这就是相当于自由基对身体的破坏,尤其是氢氧自由基引起的。如果这些危险的自由基反应没有得到适当的清除,它们就会对体内的细胞、基因等造成破坏,结果导致身体功能逐渐衰退和生理衰老。

当身体受到压力、体内毒素过多、过量运动或创伤的时候,细胞的线粒体功能就会受到影响。线粒体功能的变化影响了身体利用氧和营养物质来制造能量的过程。在线粒体功能改变的时候,自由基的产生就会增多,从而导致慢性健康问题;除非线粒体被抗氧化物质有效地保护着,就像给火炉装上铁板。当氧化应激反应严重时,人体需要补充充足的营养来对抗自由基。

每个人对于氧化应激的易感性都是不同的。实际上,我们每一个人对于不同的压力都表现出不同的反应。加州大学伯克利分校的科学家们发现,基因决定了每个人对氧化应激的调节。通过体内一个十分复杂的控制过程,我们对来自生理和心理的压力表现出不同的反应,而这个反应则取决于我们的身体如何激活氧化应激诱导基因。这个研究发现再一次显示了每一个人的唯一性,而人们的生活经历都通过生理功能表现出来了。对于一些人,他们所表现出来的生理功能特点就是产生大量的自由基,导致了对细胞的破坏和身体某些易感部分的衰退。这种状况继续下去的话,最终将会导致器官的衰退,恢复力减弱,失去活力和功能性衰老。

高血糖和高游离脂肪酸(FFA)共同导致活性氧自由基大量生成和氧化应

激,也激活应激敏感信号途径,从而又加重胰岛素抵抗,临床上表现为糖尿病持续进展与恶化。最近的抗氧化剂改善血糖控制试验也证实,活性氧自由基和氧化应激会引起胰岛素抵抗。

3 糖代谢障碍

糖进入细胞后,要被充分利用,代谢生成能量,需要有一系列的酶进行作用,而此中间有三个阶段是非常重要的,分别是:糖酵解途径,丙酮酸脱氢酶复合体,三羧酸循环。这三个途径都需要许多酶的参与,一旦这些酶出现问题,就会导致能量生成障碍。而这些酶的辅因子大多是 B 族维生素,所以按照加利福尼亚大学的布鲁斯·埃姆斯博士的研究结论,疾病通常是由于缺陷酶和做为辅因子的维生素的亲和力下降导致的。大剂量维生素治疗可以提高组织辅因子浓度,因此增加了缺陷酶的活性。所以由于基因缺陷导致酶的功能缺陷,可以补充辅因子来提高酶的功能。

糖尿病发生过程中,相关的糖代谢酶需要保持良好的功能,如磷酸果糖激酶-1(相关辅因子是 Mg、Mn),丙酮酸激酶(相关辅因子是 Mg、Mn、K),丙酮酸脱氢酶复合体(相关辅因子是焦磷酸硫胺素、硫辛酸、FAD、NAD、CoA 和 Mg),α-酮戊二酸脱氢酶复合体(相关辅因子是焦磷酸硫胺素、硫辛酸、FAD、NAD、CoA 和 Mg),可以通过基因检测来确定这些代谢酶基因是否有先天缺陷,并通过补充酶相关辅因子来改变基因表达。

四 2型糖尿病发病的相关基因

2 型糖尿病为多个基因和多种环境因素共同参与并相互作用的多基因、多环境因素复杂病,一般有以下特点。

(1)参与发病的基因多,但各参与基因的作用程度不同;起主要作用者为主效基因,作用较小者为次要基因,即各个基因对糖代谢的影响程度与效果不同,各基因间可呈正性或负性交互作用。

(2)不同患者致病易感基因的种类不同,非糖尿病者也可有致病基因,但负荷量较少。

（3）各易感基因分别作用于糖代谢的不同环节。

胰岛素抵抗和胰岛 β 细胞功能缺陷是引起 2 型糖尿病的基本途径，研究导致两方面缺陷的候选基因功能和致病原理，是探讨 2 型糖尿病发病机制的重要途径。目前已经发现 TCF7L2 基因的致病作用最大，但迄今尚未发现主效基因。

针对以上糖尿病的三大发病原因，糖尿病的相关基因包括：①胰岛细胞功能缺陷基因：葡萄糖激酶（GCK）、葡萄糖转运蛋白 2（GLUT2）、胰淀粉样多肽（IAPP）等。②胰岛素抵抗相关基因：胰岛素受体底物-1（IRS-1）、葡萄糖转运蛋白 4（GLUT4）、胰岛素受体、解耦联蛋白（UCP）等。③糖脂代谢障碍基因：PPARG 等。

改善健康的秘诀在于制定适合个人需要的健康方案，而近年来对于人类基因组的研究大大地增加了这一可能性。在《基因组》（Genome）一书中作者提到，"找出哪些基因会使人们容易患上某些疾病，与寻找哪些药物来治疗疾病，两者是很不相同的。这些异常基因本身的存在并不会构成疾病。直到人们所处的环境和生活方式发生改变之前，它们对身体健康所产生的影响是微不足道的。例如，一个带有影响胆固醇正常运作的遗传基因的人，在他习惯进行高脂饮食之前，基因对他的影响是十分有限的。由于基因决定了他不能有效地处理过量的脂肪，一旦他开始高脂饮食，他的动脉就开始被沉积的胆固醇硬块所堵塞，最终可能导致心脏病，甚至早死。类似地，一个带有易患癌症基因的人也许一辈子都不会得癌症。但如果这个人经常吸烟，吃（或不吃）某些食物，或暴露于致癌物质之中，他罹患癌症的机会就会比正常人高好几倍。"确定你自己的基因特征可以让你制定出适合个人需要的饮食和生活方式，从而促进身体功能的改善，减低患病机会和延缓功能衰退。

第六章

2型糖尿病的治疗现状

2 XINGTANGNIAOBINGDEZHILIAOXIANZHUANG

一　2型糖尿病治疗的误区

1　2型糖尿病是"遗传病"，不能治愈

糖尿病发生发展的一个重要原因就是胰岛 β 细胞功能下降，导致胰岛素分泌减少，影响糖、脂肪的代谢。

在胰岛 β 细胞渐进性的失去分泌胰岛素的功能的过程中，如果我们能够在第一期胰岛细胞代偿期进行干预，减轻胰岛素抵抗，同时改善细胞的糖脂代谢，减轻胰岛 β 细胞的工作负担，就能使胰岛细胞得以适当休息，同时也能减少因高胰岛素血症带来的危害。这样，既保护了胰岛 β 细胞功能，又抑制或延缓了糖脂代谢的紊乱，这一期可以看做是基因表达的调节期，身体在努力的调节基因表达来适应外界环境。

如果我们能在第二期胰岛 β 细胞功能轻度失代偿时进行干预，也可以很好地起到保护和恢复胰岛 β 细胞功能的作用，并且可以有效地阻止糖代谢压力状态向糖尿病的进展。

如果我们在第三期的初始阶段立即进行准确而有效的干预，则不仅可以使血糖恢复正常，还很有可能使血糖在相对较长的一段时间内维持正常的代谢水平，因为此时机体尚有一定量的胰岛 β 细胞数量和相当的分泌功能。

但是，如果我们没有在前三期进行有效的干预，只是到了第四期才开始进

行干预的话,恢复或逆转胰岛 β 细胞的功能就非常困难了。因为此期的胰岛 β 细胞功能已经完全衰竭,β 细胞的结构也已受到严重破坏,不可能再正常的分泌胰岛素,所以其损伤已经处于不可逆的状态。这一期可以看做是身体对基因表达调节的失败,导致不能适应外界环境的变化。

所以,胰岛 β 细胞功能损伤是否可以逆转,在很大程度上取决于我们对糖尿病进行干预的时机是否合适。在胰岛 β 细胞功能减退的前三期,胰岛 β 细胞主要是功能性的变化,并未出现显著的组织学改变和结构性损伤,因而这一阶段的胰岛 β 细胞功能受损是可逆的。如果能在这一阶段进行积极、正确、安全、有效的干预,胰岛 β 细胞的功能就有可能得以有效的恢复和保护,进而恢复并维持正常血糖稳态。如果到 β 细胞结构严重破坏的第四期才加以干预的话,逆转或修复就很难了。所以要在基因表达异常的早期进行干预,就可以有效改善糖尿病。

2 只要降低血糖值就算有效治疗糖尿病

有一些病情较轻的糖尿病患者,经过一段正规治疗,特别是适宜的饮食控制,血糖降至正常,甚至不用药也可将血糖维持在正常范围,就以为自己的糖尿病已被治愈了。其实这是一种误解。血糖正常不代表糖尿病的治疗有效,真正的有效是要改善不良生活方式及环境危险因素对基因的损害,以及由此导致的表达异常。而以上这些问题的原因最重要的就是氧化应激导致的自由基。

我们生存需要一个重要的物质,就是氧气来维持生命。人体的新陈代谢需要氧的参与,这个过程让营养物质能够转化成能量,供应给基因、细胞、器官以及人体的各种活动。

尽管氧对人体有许多积极作用,但它也有一定的危害。氧也有不利的一面。它是一种活性的物质,在某些情况下它可能对人体有害。正如氧气与铁反应所生成的铁锈会损坏铁制品一样,氧气与人体中的一些生理物质的反应产物也会对人体造成损害。虽然我们的身体不会生锈,但如果氧气跟脂肪、细胞、组织和 DNA 发生反应的话,就会对身体产生危害,这个过程我们称之为生理油脂酸败。这个过程在人体内的进行就好像氧气跟铁发生反应生成的铁锈一样。最容易导致生理油脂酸败的含氧化学物质包括过氧化氢、羟自由基、过氧化物、过氧化脂质和单氧。人体经过辐射、污染、病毒感染及其他类型感染、服用药物（包括吸烟与喝酒），就会产生出这些氧自由基或活性氧物质。

但是人类经过数千年的进化，已经建立起一套抵御氧化应激的机制。这个机制被称为"抗氧化系统"。它包括抗氧化维生素、抗氧化物、抗氧化酶。一些抗氧化剂是人体自身产生的蛋白质。这些蛋白质包括超氧化物歧化酶SOD、过氧化氢酶和过氧化物酶。其他的抗氧化剂则来自于食物。其中有大部分都是植物营养素所包含的能够促进健康的物质。这些必需的营养素包括维生素E、维生素C、生物类黄酮（存在于几乎所有全植物性食物中）、类胡萝卜素（存在于水果和蔬菜中的桔红色色素）、多酚和醌（存在于某些植物性食物中）、花色素（存在于浆果和葡萄中的色素）、氨基酸半胱氨酸（存在于高质量蛋白中）、含硫化合物半胱氨酸等，以及其他维生素和矿物质，如核黄素（维生素B_2）、硒、锌、铜和锰。以上的这些物质，包括体内产生的酶和食物中的植物抗氧化营养素，都对人体抵抗自由基有帮助。

当身体在没有摄入足够抗氧化营养素的情况下受到氧化应激，在血液和血细胞中会产生大量氧化产物。所有的不良生活方式都能够增强氧化应激，随之而来的是对基因、细胞和器官的损害，引起衰老的加速。抗氧化剂在对抗由氧自由基引起的氧化应激所带来的负面作用方面，扮演着十分重要的角色。没有均衡足量的抗氧化剂提供的保护，自由基的产生将会增加，使得罹患癌症、心脏病、炎症和免疫疾病的风险也相应增加。

3 只要降低血糖值就能控制并发症

高血糖只是导致糖尿病并发症的一个原因。糖尿病患者要知道降糖不等于防治并发症，高血糖以及血糖波动都会对血管、神经、代谢、免疫等系统造成伤害，所以不要认为预防糖尿病并发症把血糖降到正常就可以了。除了高血糖引起的糖基化终末产物（AGEs）是导致并发症的原因外，还有两个重要原因，就是氧化应激和慢性炎症导致的多元醇的累积和蛋白激酶C（PKC）值升高。在高血糖及自由基的作用下，多元醇积存在神经或眼睛等部位，从而引发糖尿病并发症。同时多元醇也会产生AGEs，所以也是导致AGEs在体内累积的原因之一。同时蛋白激酶活动频繁，也是导致糖尿病并发症的原因之一。因此控制并发症除了控制血糖,还要进行抗氧化、控制慢性炎症和抑制多元醇形成及蛋白激酶 C 的活动。

二　药物治疗：抑制症状

对于 2 型糖尿病,药物治疗几乎已经被认为是第一线的治疗方式,对于为了降低血糖,科学家和医学家发明了各种各样的药物,其机制无非是抑制肠道糖吸收、促进糖在身体的利用,或者促进胰岛素分泌,其实就是用药物在抑制血糖升高,一旦用这种掩耳盗铃的办法把血糖降下来之后,无论是医生还是患者,都会高兴,因为血糖正常了。这些药物对于降低血糖确实有一定的作用,但是对于糖尿病的病因来说,几乎没有任何益处,而且还会带来巨大的副作用,因为血糖升高只是机体功能紊乱的表象,根本原因是基因损伤、基因表达异常以及由此导致的胰岛功能障碍、胰岛素抵抗和糖脂代谢紊乱。所以药物控制血糖只能是临时性的对策,而真正有效的治疗是减少基因损伤,调控基因表达。

1 第一类药：双胍类

代表药物:格华止,美迪康。

作用机制:通过增强肌肉等组织对胰岛素的敏感性来增加葡糖糖的利用,从而降低血糖。由于双胍类没有促使脂肪合成的作用,对正常人无明显降血糖作用,因此,一般不引起低血糖。而且在一定程度上还能减轻体重。

副作用:常见腹泻、恶心、呕吐、胃胀、乏力、消化不良;少见大便稀软等症状。而且本药可减少维生素 B_{12} 的吸收,服用此药的人群中有约 1/3 会出现维生素 B_{12} 不足,但极少引起贫血。虽然极少引起贫血,但是会导致血中同型半胱氨酸升高。同型半胱氨酸是甲硫氨酸循环当中的一个代谢产物。而且同型半胱氨酸氨酸现在被认为是冠心病的独立危险因子,它就像一个砂砾反复摩擦血管壁,导致血管内膜受损,而引起血管动脉粥样硬化。因为双胍类通过肾脏起作用,所以有严重肾脏问题的患者不宜服用。

2 **第二类药：磺酰脲类或非磺酰脲类**

代表药物：美吡达、瑞罗宁、达美康、优降糖、瑞格列奈（诺和龙）等。

作用机制：刺激胰腺中的β细胞产生更多的胰岛素。大多数成人2型糖尿病患者通过服药产生了太多的胰岛素，但是这些胰岛素却没有什么太大的作用。原因是虽然缺少胰岛素，但是胰岛素抵抗也是糖尿病的原因之一，所以胰岛素的量多了，但是却不一定都能起作用；还有就是导致糖尿病的不良饮食习惯没有改善，再用药物刺激胰腺产生更多的胰岛素，也没有意义。此药物很像用鞭子抽打一匹受伤的马儿，强迫其奔走，胰腺本来已经"受伤"了，应该好好休息，但是却还要变本加厉的工作，结果就是胰腺β细胞彻底衰竭。

副作用：最大的副作用就是低血糖，因为胰岛素过多而导致葡萄糖从血液中被清除。这可能引起供应大脑的葡萄糖严重减少，血糖水平过低，会导致"低血糖昏迷"。严重肝、肾功能不全者禁用。

3 **第三类药：葡萄糖苷酶抑制剂**

代表药物：拜唐平等。

作用机制：通过抑制小肠对葡萄糖的吸收来降低血糖。虽然从源头上减少了血糖的吸收，但是由于糖摄入过少，失去了主要能量来源，同样可以导致疲劳及低血糖症状，因此也不解决根本问题。

副作用：因糖类在小肠内分解及吸收缓慢，停留时间延长，经肠道细菌的酵解而产气增多，因此可引起腹胀、腹痛及腹泻等。

4 **第四类药：胰岛素增敏剂**

代表药物：罗格列酮（文迪雅）。

作用机制：因为糖尿病的一大病因是胰岛素抵抗，医学家们就又制造出了一个胰岛素增敏剂，通过提高靶组织对胰岛素的敏感性，来尽最大可能发挥胰岛素的功能。想法很好，但是这类药在具体的临床使用过程中出现了许多问题。以罗格列酮为例。本品为过氧化物酶体增殖激活受体γ（PPAR-γ）的高选择性、强效激动剂。而PPAR-γ是调节糖、脂代谢非常重要的物质。与其去研发化学药物激活 PPAR - γ,效果不理想而且还有巨大的副作用,不如应用高纯度、高浓度、高剂量的鱼油,因为鱼油是 PPAR - γ 的天然配体,效果理想,同时没有副作用。

副作用:新型胰岛素增敏剂,贫血、水肿、心功能不全患者慎用,肝功能不全患者不适用。作为常用的降糖药,文迪雅由于存在引发心血管疾病风险,英国葛兰素史克公司已停止了该药在中国的推广工作。

三 胰岛素治疗：借兵打仗

多年以来,从糖尿病指南到临床医生具体治疗糖尿病,已经接受了注射胰岛素的治疗方法。这就相当于借兵打仗,自身不能产生胰岛素,就用外源性的胰岛素代替,血糖水平越高,医生开的胰岛素的剂量就越大。这个方法初用起来效果很好,能有效的降低血糖,但是从长远来看,对于解决糖尿病的根源(基因损伤、基因表达异常)无能为力。

血糖一升高,就注射胰岛素,血糖就下来,但这会立即导致生糖激素分泌,使血糖又升上去,以适应身体的需要。这种血糖水平的连续波动会引发一系列的长期症状。最近的研究表明,用大量胰岛素治疗的患者比胰岛素用量少的患者眼部疾患的发病率高 40%。

胰岛素还会导致动脉壁受损,这也是最常见的糖尿病并发症。糖尿病被称为冠心病的等危症。糖尿病患者心脏病发作和中风的概率是普通人的 5～8 倍,大约 75% 糖尿病患者死于心脑血管并发症,而这正是由于过分使用胰岛素使动脉管壁变硬而导致。

其他跟胰岛素使用过量有关的症状是由细小血管受损引起的,尤其是眼底、肾脏和神经末梢的血管,会变厚、变脆,逐渐失去功能,使血液流通受阻。在眼睛部位,血糖水平突然升高会给视网膜血管造成额外压力。如果像糖尿病患者那样血糖水平和胰岛素水平上下波动相当厉害,这种压力就会反复出现,最终导致这些血管硬化,变成为糖尿病视网膜病变。在肾脏方面,类似的一连串变化会导致肾脏功能下降,无法及时去除含氮废物。所以,肾病是糖尿病引起的一种主要并发症。

上述大多数病症都是连续 10～20 年血糖水平随注射胰岛素以及体内营养素缺乏而导致的。问题在于胰岛素被过分使用,而糖尿病的病因却被长时间的忽略。胰岛素治疗不解决根本问题,并且引起糖尿病的病因还在继续,所以相对于找到病因并治疗病因,胰岛素治疗只能是短期的行为。

以上就是糖尿病的治疗现状,以上的各种治疗对于解决糖尿病的根源(基因损伤、基因表达异常)都没有起到特别有效的作用,因此从基因层面入手,减少基因损伤,调控基因表达,才能真正有效的干预糖尿病。

第七章

与2型糖尿病防治相关的
重要营养素及其作用

Yu 2 XINGTANGNIAOBINGFANGZHIXIANGGUANDE
ZHONGYAOYINGYANGSUJIQIZUOYONG

一 | 多不饱和脂肪酸

每到初夏时节,爱美的女士会深恶痛绝的盯着腰上一小堆赘肉,咒骂着脂肪快快消失,那么脂肪是个坏东西喽?不过幼儿的饮食却被要求要达到高脂肪才可以,甚至很多医生和营养学家都认同,脂肪看起来又好像没那么十恶不赦。那么让我们一起认识脂肪的王国。

脂肪其实和我们的关系紧密相关,爱美人士敏感的赘肉当然是脂肪,堵塞血管引起血栓的也常常是脂肪;人体的细胞外面的保护膜也离不开脂肪,大脑主要成分就是脂肪,同时脂肪还帮助我们抵御寒冷。对于脂肪很难用一两句话来论定它的是非。

要认识脂肪,首先我们先得了解什么叫做脂肪。脂肪分子的共同的化学特点是由甘油和脂肪酸组成。因为脂肪酸的种类很多,所以脂肪的种类也很多。食物中的"油脂",主要是"油"和"脂肪",一般把常温下是液体的称作"油",而把常温下是固体的称作"脂肪"。脂肪的分类方法很多,有的按照颜色分为白色脂肪和棕色脂肪,据说白色脂肪主要用来储存热量,而棕色脂肪是用来消耗产生热量的;也有根据人体能否合成分为必需脂肪酸和非必需脂肪酸,必需脂肪酸必需从食物中补充,人体不能直接生成,是人体的重要原料;还有根据脂肪在人体的作用分为中性脂肪和类脂;等等。

而最常见的分类是从营养学上的分类,把脂肪分为饱和脂肪酸、不饱和脂肪酸以及反式脂肪酸三类。一般而言,反式脂肪酸广泛分布于人造奶油、起酥油、煎炸油、色拉油中。摄入量过多时,会使血浆中低密度脂蛋白胆固醇(坏胆固醇)上升,使高密度脂蛋白胆固醇(好胆固醇)下降,增加患冠心病等的危险,增加血液黏稠度,甚至导致血栓形成、动脉硬化、大脑功能衰退等。饱和脂肪酸含量过多了会对人体有害,主要来自动物脂肪,如猪油、牛油,以及部分植物脂肪,如棕榈油、椰子油等等。饱和脂肪酸的特点是常温下都是固体,因为饱和脂肪酸的凝固温度都较高。

不饱和脂肪酸是什么呢?不饱和脂肪酸,学术上的定义是:分子结构中含有1个或多个不饱和键的脂肪酸,于是称之为"单不饱和脂肪酸"和"多不饱和脂肪酸"。你听明白了吗?饱和脂肪酸的碳分子都是单键,连接比较稳定,而不饱和脂肪酸都有双键,即不饱和键,说明不稳定,很容易与其他成分结合发生反应。而在不饱和键上后来加入氢原子,让它稳定下来就成为反式脂肪酸,因此反式脂肪酸也是对人体最危险的脂肪。常温下饱和脂肪酸大都是固态的,而不饱和脂肪酸都是液体。

饱和不饱和只是学术上的定义,对我们没有什么实际用处。从健康的角度来看,多不饱和脂肪酸对人体的作用更大,重要的多不饱和脂肪酸有花生四烯酸、EPA、DHA、月见草油。

1 DHA 和 EPA

DHA和EPA的学名叫做二十二碳六烯酸、二十碳五烯酸,是多不饱和脂肪酸中的大明星,它们存在于深海鱼和海藻中。让我们沿着食物链来认识它们:小鱼的主要食物——浮游生物中含有丰富的α-亚麻酸,小鱼吃浮游生物,鲭鱼和鲱鱼吃小鱼,并把亚麻酸转化为更复杂的脂肪,海豹吃食肉的鱼类。生物链条一步步转化,最终将浮游生物体内简单的α-亚麻酸变成神奇的EPA和DHA。当然这个链条还有个尾巴:爱斯基摩人食用海豹获得已经转化好的EPA和DHA。EPA和DHA在深海鱼类中含量很高,所以也常用鱼油来替代这两个拗口的名称。还因为深海鱼所处的深海水温很低,而鱼类还能自由自在活动,所以判断鱼油的一个小标准就是看低温下会不会凝固,如果凝固了就说明是掺杂的,否则鱼被冻住了还怎么活动。

不同于花生四烯酸对人体带来好作用的同时还有发炎这些副作用，EPA和DHA的优点要更多。

首先，EPA已被证实具有维持脑功能、改善记忆力、视网膜感光等作用，有多项科学研究发现在1～3岁每天服用500毫克EPA和DHA的儿童智力要高于未特别补充EPA和DHA普通饮食的儿童。而DHA则有降低血液中甘油三酯和胆固醇的功能，促进糖代谢和利用，从而减轻胰腺的负担，促进糖尿病的恢复。

另外含EPA和DHA的鱼油还能营养肠道细胞，修复肠道，改善便秘等症状；同时EPA和DHA还有一个重要的功能：抗过敏，消除炎症。

EPA和DHA的直接来源只能是深海鱼类，如三文鱼、鲭鱼、青鱼、沙丁鱼等等，不过直接食用鱼类利用率不高而且可能因为近海污染反而导致因吃鱼过多带来重金属超标，得不偿失，所以鱼油的直接补充一般通过市售的鱼油制品来补充；不过我们可以增加 $\omega-3$，一来降低对EPA和DHA的消耗，二来 $\omega-3$ 类脂肪可以在体内转化为EPA和DHA（虽然转化的比例很低，仅有3%～10%）。$\omega-3$ 类脂肪酸的食物来源主要为：亚麻籽、大麻子、南瓜子、核桃等植物种子。

科学小贴士　KEXUEXIAOTIESHI

如果从基因层面来谈膳食脂肪酸对糖尿病的影响，主要会有以下几种机制影响葡萄糖/胰岛素系统。

◎ 影响脂肪酸氧化酶和脂肪酸合成酶基因表达。

◎ 影响GLUT4的合成、释放。

◎ 影响脂肪细胞分泌因子的表达。

◎ 影响胰岛素信号的传导。

② 月见草油

近来月见草油作为一种重要的多不饱和脂肪酸也渐渐进入大家的视野。月见草，学名Oenothera biennis，因在夜晚开花得名。月见草是一种在傍晚开黄花的植物，这种颇有些别致的特性使得它在很久以前就受到了关注。其实在欧美月见草油有漫长的使用历史,通常人们用来治疗湿疹、消炎、更年期症状、月经前期综合征等等。不过因为它可以有效抑制前列腺素浓度上升,降低炎症,而且天然无害,所以我们也用它来治疗糖尿病。

3 一些小细节

(1)除了鱼油和鱼肝油都是好油外,素食者可选择亚麻仁油。最近几年,很多人改吃海豹油。海豹油除了 EPA 和 DHA 之外,还含有鱼油所没有的 DPA 与角鲨烯。DPA 可以使人体免疫力正常化,对改善过敏与自体免疫有明显的效果。角鲨烯是一种天然的抗氧化剂,可使海豹油的保存期限较久,不易变质。

(2)烹饪时用橄榄油或椰子油。橄榄油用来凉拌最好不过,若用来炒菜,则尽量加水炒,让温度降下来,勿高过橄榄油的冒烟点(160℃)。橄榄油最好选用最原始的、未精制的第一道压榨的油(unrefined extra virgin olive oil)。如果要更高温的煎或炸,就请用饱和性油脂,如未精制的椰子油或未氢化的棕榈油,在尚未找到理想的饱和油脂之前,可先用未精制的初榨苦茶油来代替。

(3)为了特殊口味的需求,可再额外补充一两种好油,例如,用来调味的芝麻油,味道很香,也很健康。基本上,家里有这几种油就足够了,不用再多伤脑筋买什么大豆油、色拉油或一些标榜含有橄榄多酚的色拉油。选对了油,日子可过得单纯又健康。

(4)养成低温烹调的习惯,低温烹调才是最合乎健康标准的料理方式。例如,青菜尽量用烫的,不要用炒的。烫一烫之后,用橄榄油或芝麻油拌一拌,撒点芝麻,加一点酱料,就很营养健康,而且保证好吃。如果非炸不可,如炸油条或炸鸡块,那么请用未精制的椰子油来炸。如果买不到椰子油,勉强可用猪油代替,千万别用大豆油、葵花油和色拉油这些液态的植物油来炸。

(5)减少坏的脂肪:远离油炸食物。

二 维生素 E

关于维生素 E 的发现当时有个有意思的实验。1922 年美国加州大学教授埃文斯和毕晓普用已含有维生素,但脱脂过后的小麦喂老鼠,老鼠得了不孕症,而食用未脱脂饲料的老鼠则正常。他们觉得非常奇怪,就开始寻找隐藏在小麦脂肪中的究竟什么物质会引起小鼠的不孕。最终通过严密的筛查和提纯,他们发现了这个神秘的物质,它显然是一个新物质,于是命名为维生素 E。

不过到了 1936 年科学家们才终于分辨出它的分子结构,到 1938 年才首次人工合成了维生素 E。

维生素 E 和人体的关系很密切。

1 维生素 E 对人体的作用

(1)抗氧化作用是常保年轻的秘诀

沙拉油久变老后会变黑,并放出恶臭,这就是氧化状态。为了预防沙拉油氧化,添加维生素 E 可以有效防止沙拉油的酸败。

人体最容易被氧化的就是生体膜、不饱和脂肪酸,一旦被氧化的过氧化脂肪增多,生理功能就变差,出现老化现象,出现异常细胞而致病。不过有了维生素 E 就能阻止氧化、老化现象,减少异常细胞。

(2)维生素 E 与血管疾病

血液中的胆固醇氧化后会形成不良物质黏着在血管壁上,血流无法通畅,这就是所谓的动脉硬化。当动脉硬化情况越来越严重的时候,血液中的成分就会改变,血液就会凝固了。血液一旦凝固会形成血栓,变窄的动脉就阻塞了,导致脑梗塞或心肌梗塞。维生素 E 以抗氧化作用来保护血管的健康,让血液保持清流状况,永远通畅。

(3)女性也在意的维生素 E

有报告指出,治疗不孕妇女时排卵诱发剂与维生素 E 并用的话,怀孕率会提升,因为维生素 E 和储存于副肾、卵巢里的女性荷尔蒙或男性荷尔蒙等的胆固醇荷尔蒙代谢有关。女性停经后进入更年期时,体内的维生素 E 浓度会大幅降低,此时若能补充维生素 E,可减缓更年期不适症状。也有资料指出,男性若服用维生素 E 剂,精子数会增加,还可预防精力衰退。不过一口气摄取大量的维生素 E 并没有效果,只需天天均量即可。

(4) 维生素 E 与血液循环

维生素 E 能让末梢的毛细血管扩张。患有惧冷症、肩膀酸痛的人经常摄取维生素 E 的话,可让末梢血管血流畅通,就能改善以上症状。全身血流顺畅后,新陈代谢变活跃,肌肤变得润泽光滑有弹性。一到冬天肌肤就会干燥的人不妨多摄取维生素 E。维生素 E 还能杜绝紫外线的伤害,最近有许多保健品都有添加维生素 E 成分。

老年人膝关节疼痛僵硬的话,多摄取维生素 E 就能扩张末梢血管的毛细血管,让血流顺畅后,以上症状就会减轻。

2 维生素 E 缺乏对人体的损害

当通过食物补充的维生素 E 变少,或者人体维生素 E 的消耗增加,利用降低的时候,人体会首先动用脂肪中贮存的维生素 E。所以当表现出缺乏维生素 E 的症状时,人体已经处于长期缺乏的情况下。

(1) 维生素 E 缺乏时,男性睾丸萎缩不产生精子,女性胚胎与胎盘萎缩引起流产,阻碍脑垂体调节卵巢分泌雌激素等诱发更年期综合症、卵巢早衰。

(2) 人体代谢过程中产生的自由基,不仅可引起生物膜脂质过氧化,破坏细胞膜的结构和功能,形成脂褐素,而且使蛋白质变形,酶和激素失活,免疫力下降,代谢失常,促使机体衰老。维生素 E 不足,不能有效对抗体内的自由基,尤其因为维生素 E 溶于脂肪,是细胞膜的保护神,当维生素 E 不足时,细胞膜容易受到破坏,导致细胞大量死亡。

3 维生素可防治糖尿病慢性并发症

维生素 E 是一种安全、高效的抗氧化剂。大剂量维生素 E 可限制蛋白质非酶糖基化,降低脂质过氧化,清除自由基,改善血小板与内皮功能,纠正脂代谢紊乱,从而起到防治糖尿病慢性并发症的作用。

糖尿病慢性并发症是糖尿病患者主要的致残、致死原因。糖尿病治疗的重要环节是防治慢性并发症,提高生存质量。近年来,经研究发现,葡萄糖可激活蛋白激酶 C(PKC)。被激活的 PKC 会引起糖尿病一系列的相关病理变化,如血管通透性、收缩性、血液流变学及基因表达等。动物实验表明,大剂量维生素

E 可减轻 PKC 活性,从而使糖尿病鼠肾小球及视网膜功能得到改善。由于长期高血糖的毒性作用,糖尿病患者体内多种蛋白质存在过度非酶糖化。这些非酶糖化产物与糖尿病的血管病变、肾脏病变、脂质代谢紊乱、神经病变、眼部病变等均有密切关系。有实验表明,以每公斤体重 1000 毫克的大剂量维生素 E 治疗糖尿病大鼠,可以显著降低糖化血红蛋白水平。维生素 E 作为强氧化剂可能干扰单糖氧化,减弱了糖和血浆的共价连接,从而限制蛋白非酶糖基化。糖尿病患者自由基活性增强,血浆脂质过氧化物水平增高。

维生素 E 还是一种重要的自由基清除剂,可以提供活泼的氢原子与自由基结合使之稳定,并在生物膜上抑制不饱和脂肪酸的过氧化反应。血小板和内皮细胞功能异常可促成糖尿病血管病变的发生。

三　矿物质

矿物质作为机体物质代谢的辅酶或抗氧化剂及作为某些酶激素的组成部分,其缺乏及失衡在糖尿病及其并发症的发生、发展中起着重要作用。研究表明,糖尿病患者铬、锌、硒、镁、铁等矿物质水平都比正常人低,有并发症的时候,铬、锌、硒水平更是显著下降。

矿物质是人体内无机物的总称,是地壳中自然存在的化合物或天然元素。矿物质和维生素一样,是人体必须的元素,自身无法产生、合成的。在人体的新陈代谢过程中,每天都有一定数量的矿物质通过粪便、尿液、汗液、头发等途径排出体外,因此必须通过饮食予以补充。有些人的消耗更快更多一些,而有些人从食物和水中补充的矿物质则少一些,长期下来就会造成矿物质不足,从而影响到身体器官,导致疾病。

(一)矿物质铬

铬的名称源自希腊语"χρωμα"(chrōma),意思是"颜色"。1798 年法国化学家 Nicholas Louis Vauquelin 在巴黎被一种鲜红色的矿石吸引住了,这颗矿石是 1766 年在西伯利亚的金矿开采的,而且曾被归类于西伯利亚红铅。Vauquelin 分析并确认它是一种铅矿石。于是他将其溶解进了酸中,沉淀,过滤铅之后从留下的液剂上,成功分离独立出了铬。因着迷于它在溶液中能产生的颜色的范围,他把它命名为 chromium(铬)。后来发现翡翠的绿色也是因为铬。

铬是人体必需的微量元素,人体对无机铬的吸收利用率极低,不到1%。人体对有机铬的利用率可达 10%～25%。铬在天然食品中的含量较低,正常健康成人每天尿里流失约1微克铬。

铬在人体的含量会随着年龄的增大而逐渐流失。现代人食用精炼食品的习惯以及铬难吸收的特点,都使补充铬在时下变得非常流行。铬对糖尿病患者具有积极的辅助治疗作用。因为它能有效提高胰岛素促进葡萄糖进入细胞内代谢的效率,是重要的血糖调节剂。同时,它有助于生长发育,调控血液中的胆固醇浓度。铬缺乏时可能会导致心脏疾病。

① 铬的主要功能

(1)控制血糖水平:铬对血糖代谢至关重要,它可以提高胰岛素作用,使葡萄糖顺利进入人体细胞进行代谢产生能量。如果你患有糖尿病或是低血糖,你可以通过铬来调节体内葡萄糖的代谢。

(2)保护心血管:铬在提高高密度脂蛋白(HDL,对人体有利的脂蛋白),降低胆固醇水平方面也发挥着积极的作用,有助于预防及改善动脉硬化、预防高血压等心血管疾病。

(3)控制体重:铬有助于人们减少对甜食的渴求,帮助降低体脂含量,增加瘦肌肉组织,从而有助于促进新陈代谢,维持理想体重(瘦肌肉组织越多,代谢率越高),在减肥食品里很受欢迎。

② 生活小常识

(1)从哪里可以获得铬:铬最丰富的来源是啤酒酵母。营养酵母和酿造酵母仅含有少量的铬,不能替代啤酒酵母。谷粪和麦片中也含有铬,尽管这些食物在加工过程会丢失很多。某些牌子的啤酒也含有丰富的铬。干酪、蛋、肝、苹果皮、香蕉、牛肉、面粉以及马铃薯等食物中铬的含量都很丰富。

(2)铬还与近视有关:提起近视,许多人常将其归咎于不良用眼,如看书距离不当,光太暗,持久用眼等。但近年医学研究表明,饮食不当也是诱发青少年近视的原因之一。

美国纽约大学研究员贝兰博士对大量青少年近视病例进行研究之后指出,体内缺乏微量元素铬与近视的形成有一定的关系。铬元素在人体中与球蛋白结合,为球蛋白正常代谢必需。在糖与脂肪的代谢中,铬协助胰岛素发挥重要的生理作用。处于生长发育旺盛时期的青少年,铬的需求比成人大。铬主要存在于粗粮、红糖、蔬菜及水果等食物中,有些家长不注意食物搭配,长期给孩子吃一些精细食物,从而造成缺铬。进而引起眼睛晶体渗透压的变化,使晶状体变凸,屈光度增加,产生近视。

(3)铬是核酸类(DNA 和 RNA)的稳定剂,可防止细胞内某些基因物质的突变,预防癌症。

科学·小贴士 KEXUEXIAOTIESHI

葡萄糖耐量因子(Glucose Tolerance Factor),英文简写 GTF,GTF 是铬与烟酸、谷氨酸、甘氨酸和半胱氨酸的水溶性配合物,它能增强胰岛素的生物学作用,可通过活化葡萄糖磷酸变位酶而加快体内葡萄糖的利用,并促使葡萄糖转化为脂肪。

GTF 最初发现于酵母细胞。1980 年科学家终于在动物的肝脏、肾脏中分离和纯化到 GTF 物质,这是 GTF 研究领域的一大突破,科学界又重新为它起名"铬调素"。1980 年之后,GTF 的结构研究和作用机制有较大的进展。GTF 是一个分子量为 1500Da 的小肽,小肽含有 4 种氨基酸,甘氨酸、胱氨酸、天门冬氨酸和谷氨酸。蛋白小肽分子量虽小,但它紧密地和 4 个铬离子结合在一起。科学家已先后从许多动物体内分离和纯化到 GTF,GTF 普遍存在于哺乳动物体内。GTF 的主要生理功能为强化胰岛素的作用,将血糖转化为二氧化碳和脂肪。GTF 对胰岛素的强化作用并不增加胰岛素的量,而是胰岛素作用的内源强化剂。GTF 的作用大小还与 GTF 分子中铬含量有关。只有完整的 GTF 分子,其生物活性才最强。

3 铬在我们身边

日常生活中,人体通过食物摄入铬。中国营养学会目前推荐成人每天的铬适宜摄入量为 50 微克,而可耐受最高摄入量为 500 微克/天。食物中的铬含量普遍偏低,如 85 克牛肉大约含铬 2 微克,一个中等大小的香蕉含铬 1 微克,1 杯橙汁含铬 2 微克,因此大部分人群的铬摄入量均小于 50 微克的标准。此外,使用不锈钢厨具烹调会使食物(特别是酸性食物)带上铬,因此国家对不锈钢厨具中铬的含量进行了限定(要求 4‰ 的醋酸浸泡液中的铬小于 1 毫克/升)。摄入之后,人体对铬的肠道吸收通常很差,无机铬的吸收率仅为 0.5%~3%,血液中的铬含量微乎其微,约为 0.1 微克/升。

(二)矿物质钒

在很久以前,在遥远的北方住着一位美丽的女神名叫凡娜迪丝。有一天,一位远方客人来敲门,女神正悠闲地坐在圈椅上,她想:他要是再敲一下,我就去开门。然而,敲门声停止了,客人走了。女神想知道这个人是谁,怎么这样缺乏自信? 她打开窗户向外望去,哦,原来是个名叫沃勒的人正走出她的院子。几天后,女神再次听到有人敲门,这次的敲门声持续而坚定,直到女神开门为止。这是个年青英俊的男子,名叫塞弗斯托姆。女神很快和他相爱,并生下了儿子——钒。

这个典故来自化学界的一件轶事。原来第一次敲门的是墨西哥化学家里奥,1801 年在含有钒的铅试样中首先发现的。由于这种新元素的盐溶液在加热时呈现鲜艳的红色,所以被取名为“爱丽特罗尼”,即“红色”的意思。第二次才是德国化学家沃勒。他们虽然都发现了新元素,但不能证实自己的发现,甚至误认为这种元素就是“铬”。直到 1830 年塞夫斯特伦在研究斯马兰矿区的铁矿时,用酸溶解铁,在残渣中发现了钒。因为钒的化合物的颜色五颜六色,十分漂亮,所以就用古希腊神话中一位叫凡娜迪丝“Vanadis”的美丽女神的名字给这种新元素起名叫“Vanadium”。

1 颜色奇异的血液

人类的血液是红色的,绝大多数的高等动物的血液也都是鲜红色的。然而在自然界中还有许多低等动物,它们的血液是蓝色的,甚至在高等动物与低等动物之间还有一些动物的血液是绿色的。血液怎么会有这么不同的颜色呢?原来,高等动物的血液中含有亚铁离子,亚铁离子呈现出的是红色,所以高等动物的血液就是红色的。低等动物的血液中含的是铜离子,铜离子的溶液是蓝色的,比如硫酸铜溶液是天蓝色的,因而低等动物的血液是蓝色的。居于它们之间的那些动物的血液中含有钒离子,而钒离子显绿色,所以这些动物的血液就是绿色的。

2 元素钒能做什么

钒在体内含量极低,约为 1 毫克,但发挥着巨大的作用。人类摄入的钒只有少部分被吸收,估计吸收的钒不足摄入量的 5%,大部分由粪便排出。摄入的钒于小肠与低分子量物质形成复合物,然后在血中与血浆运铁蛋白结合,血中钒很快就运到各组织,通常大多组织每克湿重含钒量低于 10 纳克。吸收入体内的 80%～90% 由尿排出,也可以通过胆汁排出。

(1)钒帮助葡萄糖的转运——提高细胞葡萄糖利用率

钒化合物对葡萄糖由胞外向胞内的转运是细胞利用葡萄糖的第一步。通过不同的途径来提高葡萄糖的利用率:①它能够提高细胞中 Ca^{2+} 的浓度,从而让葡萄糖顺利进入细胞,在一个叫做线粒体的加工厂中让葡萄糖充分被利用变成能量。②钒还能提高葡萄糖加工过程中一些很重要的酶的效果,即磷酸果糖激酶、己糖激酶和丙酮酸激酶,是糖酵解中的 3 个重要的调节酶;钒还能诱导这些酶的 mRNA 合成,调节三羧酸循环,促进葡萄糖经过不同途径的转化。③另外一方面,钒化合物还通过调整蛋白质分子氨基酸集团的磷酸化和去磷酸化作用来影响生物体相应的信号,从而为葡萄糖进入细胞打开通道。

(2)帮助葡萄糖的储存

我们知道胰腺分泌的胰岛素对血糖的影响,可是胰脏被切除的患者如何呢?让我们再来看看钒(在体内主要以钒酸盐的形式存在)的功能。

科学家发现,即使对那些胰腺切除的患者来说,只要补充足量的钒,同样可以提高糖原合成酶的活性,糖原合成的数量增加,从而将血液中过多的葡萄糖用糖原的形式储存起来,减轻身体的负担,维护糖尿病患者的平稳血糖。

除了帮助血液中多余的葡萄糖储存起来,钒酸盐还能将已经储存的糖原分解成血糖重新释放到血液中,在这个过程中钒酸盐降低糖原分解的酶的活性,使葡萄糖异生减少。

(3)保护胰岛细胞

钒酸盐除有降血糖作用外,对胰岛形态结构的恢复和改善也有积极作用。预先给予钒化合物可以保护一小部分胰岛β细胞免受破坏,对糖尿病的恢复和逆转起到了关键的作用。研究表明,高浓度的 NO 会对胰岛β细胞造成损害,氧钒离子可以抑制巨噬细胞产生一氧化氮,这可能是钒具有降血糖作用的又一新机制。钒对于1型和2型糖尿病动物都有相同的作用:降低血糖、胰岛素水平,改善糖耐量和胰岛素耐量。值得一提的是,钒在血浆及组织中的浓度与其降血糖效果并没有明显的关联,其降血糖作用的强弱主要取决于钒化合物性质。很多学者认为钒化合物可能通过胰岛素受体或受体后某些环节,以及胰岛素非依赖性生物旁路途径而起作用。

3 钒缺乏症

1987年报道的对山羊和大鼠的研究,钒缺乏的山羊表现出流产率增加和产奶量降低。大鼠实验中,钒缺乏引起生长抑制,甲状腺重量与体重的比率增加以及血浆甲状腺激素浓度的变化。对于人体缺乏症研究尚不明确,有的研究认为它的缺乏可能会导致心血管及肾脏疾病、伤口再生修复能力减退和新生儿死亡。

钒对骨和牙齿正常发育及钙化有关,能增强牙对龋牙的抵抗力。因此钒缺乏时可出现牙齿、骨和软骨发育受阻。还可出现肝内磷脂含量少、营养不良性水肿及甲状腺代谢异常等。

4 食物来源

谷类制品、肉类、鸡、鸭、鱼、小黄瓜,贝壳类、蘑菇、欧芹、莳萝籽黑椒等含有钒。

(三)矿物质锌

自 1869 年 Raulin 发现微量元素锌与生物的生长发育有关以来,大量研究证实锌具有重要的生理功能,它是人体内许多重要代谢途径中酶的组成成分,大约有 300 种酶含有锌元素,其含量在体内仅次于铁,位居第 2 位。而且锌还与男性性欲、男性精子质量有很大的关系。让我们一起揭开遮盖住矿物质锌的轻盈面纱。

1 锌与健康

(1)协助碳水化合物代谢

锌与碳水化合物代谢密切相关,可影响葡萄糖在体内的平衡过程。锌是糖分解代谢中 32 磷酸甘油脱氢酶、乳酸脱氢酶、苹果酸脱氢酶的辅助因子,直接参与糖的氧化供能途径。同时,锌也能协助葡萄糖在细胞膜上的转运。锌还是许多葡萄糖代谢酶的构成成分及脂质和蛋白质代谢酶的辅助因子。

(2)锌与胰岛素

锌与胰岛素的合成、分泌、贮存、降解、生物活性及抗原性有关,缺锌可诱导产生胰岛素抵抗,甚至糖尿病。胰岛素是体内降低血糖的唯一激素,它的分子构造中有 2 个金属原子锌,缺锌的胰岛素易变性失效。作为超氧化物歧化酶(SOD)的活性成分,锌对机体保护胰岛细胞起着至关重要的作用,它可通过抗氧化作用减轻胰岛的炎症反应,抑制巨噬细胞释放细胞因子,减少糖尿病大鼠血清中 NO 等损伤因子的产生,从而保护胰岛 β 细胞。锌可激活羧肽酶 B,促进胰岛素原转变为胰岛素。缺锌时,无活性的胰岛素原增加,从而造成血清胰岛素水平下降。锌还能调节胰岛素和受体的水平,在维持受体磷酸化和去磷酸化水平及胰岛素信号转导过程中发挥重要的作用。同时锌也可增强胰岛素对肝细胞膜的结合力。

(3)锌的类胰岛素样作用

与矿物质钒类似,锌不但可以维持胰岛素的活性,本身也具有胰岛素样作用。研究表明锌化合物可以抑制脂肪细胞释放游离脂肪酸,并且可以纠正葡萄糖耐量异常,补锌可以降低血液糖化血红蛋白水平。在锌足够的情况下,机体对胰岛素的需要量减少。

(4)锌的临床观察研究

锌缺乏与胰岛素分泌减少以及组织对胰岛素作用的抵抗有关。糖尿病患者普遍缺锌,血清锌水平低,则血糖更容易升高,与胰岛素和 C 肽呈正相关。给锌缺乏的 2 型糖尿病患者补锌可改善 T 细胞对植物凝血素应答而不提高自然杀伤细胞的活性。锌还能纠正糖尿病脂代谢紊乱,加速伤口或溃疡的愈合,对防治糖尿病并发症有积极意义。因此,医学上认为有必要给糖尿病患者适当补充锌。

2 **缺锌与糖尿病**

糖尿病患者的锌缺乏常常包括肠道吸收锌的减少和尿液排出锌过高的结果。有人对锌平衡 6 个因素,血清锌、发锌、尿锌、肠锌表观吸收率、血糖和血清铜锌比值进行分析,通过一系列复杂的方法(标准回归方程(复相关系数 $R = 0.9109$, $P < 0.01$)的偏回归系数得知,对锌平衡影响最大的因素是肠锌表观吸收率(偏回归系数 = 0.658)和 24 小时尿锌排泄量(偏回归系数 = −0.369)。也就是说肠锌表观吸收率越低,24 小时尿锌排泄越多,则锌负平衡越严重,锌丢失越多。机体缺锌造成胰岛素合成、分泌障碍,同时导致糖尿病患者对胰岛素敏感性下降、病情加重,这样又会造成锌排除增多,形成恶性循环,势必要加速、加重糖尿病及其并发症微血管病变的发生、发展。

同时锌还有个重要的作用,锌含量充足时,可以抑制对身体有害的一些重金属如铜、铅的吸收。相反,大量的调查发现糖尿病患者血清中锌含量偏低的同时,铜含量都有一定的升高。因此,认为有必要给糖尿病患者适当补充锌,通过补锌可抑制铜的吸收,也能提高机体对胰岛素的敏感性,延缓或减轻并发症的发生。

3 **缺锌与糖尿病视网膜病变**

糖尿病有个很可怕的并发症,即视网膜病变,它也是主要的致盲性眼病。近期有研究发现糖尿病患者中出现眼底膜病变的和未出现眼底膜病变的人血液中的锌比较,病变的人血清中锌的浓度值均低于正常对照组。随着视网膜病变的进展,全血锌浓度有逐渐下降的趋势。已有研究表明,锌在人体的各器官中,眼内含量比较高。在眼组织中,含量所以较高是因为以金属酶的形式广泛存在于各眼组织中,视黄醇还原酶以及视黄醇结合蛋白的形成都必须有锌参与。锌还有保护视网膜上皮细胞正常形态的功能,锌缺乏则出现视网膜色素上皮细胞组织结构和形态的改变,视细胞外段变性,类似鼠的遗传性视网膜色素变性。低锌还可使视网膜抗氧化系统,如超氧化物歧化酶的活性降低,造成视觉细胞的过氧化损害。

4 锌的补充

对于普通人而言,每天锌的摄入量一般成人需 10～14.5 毫克,孕妇 16～20 毫克,哺乳妇女 18～20 毫克,婴幼儿 3～5 毫克,儿童及青少年 10～15 毫克。

锌存在于多种食物中,特别是肝和牛羊肉、海生植物、乳制品、蛋黄、全麦面包、谷类及其制品等,牡蛎也含有丰富的锌,植物型食物含锌较少。

但是对于家族有糖尿病患者的或者糖尿病患者而言,则需要特别补充锌营养素制剂。

改善2型糖尿病的营养基因组健康管理方案

GAISHAN 2 XINGTANGNIAOBINGDEYINGYANG
JIYINZUJIANKANGGUANLIFANGAN

基于对遗传学的逐渐了解,一些卫生保健专业人士开始从新的角度考虑疾病的产生及预防。现在,人们已经普遍接受健康状态是环境与基因相互作用的结果这一观点。同时,营养作为一个重要的环境因素,它可以对一个人的遗传潜力产生积极或消极的影响,即促进或缓解个体潜在疾病的发生。

一　概述

营养基因组学在临床实践中需要使用特定的营养素和营养方案作用于目标基因表达来改善患者预后而不产生严重的副作用。这些新的、以患者为中心的医疗保健方法依靠营养和其他可改变生活方式的因素来帮助人们实现最有利的基因表达。营养基因组学原理可以方便的应用于任何医疗保健实践中,而且营养基因组学已经有效的应用于多种临床上的医疗实践。

(一)营养基因组健康管理的原理

◆ 你的基因是独一无二的,没有一个人的基因是与你一致的;

◆ 你需要调节你自己的全部遗传信息;

◆ 在某个特定的时间,一部分基因是表达的,另外一部分基因是关闭的;

◆ 遗传信息也许只有部分被表达;

◆ 你可以通过食物、营养、运动、生活方式及环境改变基因表达,促进健康。

(二)营养基因组健康管理的医学背景

为了制定营养基因组学个体化健康管理,需要了解以下问题从而了解遗传概况和表现形式:

◆ 家族健康史;

◆ 个人健康史;

◆ 体检及身体功能的生物学标志;

◆ 饮食习惯和对身体的影响;

◆ 自我用药和处方药情况。

(三)糖尿病的营养基因组健康管理指南

对于糖尿病可以根据以下的营养基因组健康管理指南进行干预。

1 治疗型生活方式改变

西方饮食、方便食品,以及其他不健康的饮食习惯会使发送到全身细胞的信号产生混乱,引起不利的遗传(表型)表达,导致早衰和疾病。因此,人们吃的食物可能会直接影响到他们的感觉。良好的饮食习惯可以令患者的症状得到控制,甚至阻止或扭转他们的病情发展。

治疗型生活方式的改变(TLC)可以帮助患者做出明智的决策,影响他们的健康。TLC 可以为众多的人提供包含营养基因组学原理的饮食计划,然后根据患者的反应、个人的关注点和特定的营养需求进一步定制这些计划。

2 医疗级功能营养素的应用

医疗食品为特定条件的营养管理提供了一种辅助的饮食方法。医疗食品根据科学公认的大量元素和微量元素制定,用于疾病或健康状况的膳食管理,而且医疗食品的使用必须在临床医生或保健医生的监督下进行。

3 运动改变基因表达

研究表明,运动对于基因表达的调控有着重要的作用。通过运动可以为基因表达提供一个良好的环境。但是过量的运动也会产生危害,最典型的就是产生大量的自由基。因此需要专业的运动指导。大多数进行体育锻炼的人通常感到精力充沛、体型健美、食欲增强、睡眠质量提高。这些变化可以简单解释为:运动有益健康。准确的解释是:适当的有规律的运动是改善基因表达的因素之一。

二 治疗型生活方式的改变

(一)通过治疗型生活方式的改变改善主要膳食信号

营养基因组学干预的第一步是改善主要膳食信号。膳食信号从专业的角度来说是细胞信号传导的各种信使,通俗来讲就是接受食物信息并传递信息给基因,以便基因做出正确表达。食物都含有作为膳食信号的营养物质,这些信号发送到全身的细胞,在那里它们被激酶所翻译。选择健康食品即选择健康信号。不健康的食物可以诱发激酶信号失调,导致不利的基因表达,最终引发慢性疾病。事实上,在美国营养不良是导致 70%~90% 慢性疾病患者死亡的三个主要因素之一。

在西方饮食商业化之前,几个世纪以来,人类与常见的食物之间建立了良好的关系。与这些食物的和谐共存也就意味着饮食信号足以令我们保持健康。商业化食品对饮食的改变和外来食品的引进诱发了一种新的细胞应激状态,这种状态可能使信息扭曲,对生理功能产生负面影响。但这些负面的膳食信号是可以避免的,令我们不必为过早衰老和慢性疾病付出长期的代价。

那么,如何来改善患者的膳食信号呢?这可以通过治疗型生活方式的改变(TLC)来实现。科学证据表明 TLC 可以作为心血管疾病(CVD)、2 型糖尿病和肥胖症等慢性疾病的基本治疗方案,而这方面的证据还在持续增加。

(二)帮助改变膳食信号的 FirstLine 疗法的饮食计划

膳食信号的改变能反映患者的慢性疾病状态。因为在治疗过程中患者承担了一个看管者角色,所以需要更多的科学努力才能成功。不过,许多实践都是针对急性疾病而不是慢性疾病护理建立的。

FirstLine疗法是一种典型的治疗型生活方式改变方案,可以帮助医疗从业者教患者如何采用饮食改变的方法积极地影响激酶信号进而改善基因表达,使患者可以更健康长寿。

FirstLine疗法的饮食计划是基于传统地中海式饮食计划的,这个计划中的食物具有低血糖指数(平衡血糖)、低花生四烯酸(消炎)、高膳食纤维的特点。此外,这些食物具有安全使用的历史和独特的正向调节激酶信号的分子。这些食物会影响信号转导,有助于发送到激酶的信号更清晰,使个体具有抵抗慢性疾病和恢复最佳健康状态的潜力。"失调的"生理会对这些新的信号导体进行应激,减轻之前不健康饮食习惯带来的负担。

为获得最优的支持,这些饮食改变可能需要定制,通过定制的饮食计划和医疗食品来满足患者的特定需求。如患者有胰岛素耐受、心血管疾病、自身免疫性疾病、炎症、疲劳综合征和激素失衡等。患者可以根据以下饮食来制定自己的饮食方案,通过治疗型生活方式的改变改善主要膳食信号,预防糖尿病。

1 低血糖指数饮食

研究证实"低血糖指数饮食"可减低糖尿病并发症风险。所谓血糖指数是指该食物中的碳水化合物令身体血糖上升之幅度,指数愈高,血糖上升的幅度就愈大,长期或经常摄取高血糖指数的饮食,患糖尿病及其并发症的风险也就越高。

研究发现,选择低血糖指数食物来替代传统或高血糖指数食物,对于糖尿病患者的中期血糖控制具有临床效用。当血糖指数低于55,便被定为低血糖指数。低血糖指数的碳水化合物食品包括豆、花生、面包及香蕉等。低血糖指数食物可缓减消化及吸收,进食后能逐渐提升血糖及胰岛素之水平,有助控制食欲及延缓饥饿的感觉,帮助控制体重。故摄取低血糖指数食物,有效地控制血糖水平是治疗糖尿病的最基本方法和目标,能避免病情恶化及减低并发症的风险。研究建议,糖尿病患者应实行低血糖指数食物配合高纤维低脂肪的饮食治疗,即每天摄取约1500卡路里低脂高纤的食物。研究证实糖尿病患者若遵行低血糖指数的饮食治疗十星期后,患者的糖化血红蛋白的度数便会下降 0.4%,而糖化血红蛋白平均度数每下降 1%,就可减低因糖尿病并发症的微管疾病的发病率达 37%,并减低糖尿病引致的死亡率逾 20%。

为了保持健康及控制血糖浓度,我们最好进食低血糖指数的食物。植物营养素饮食所选择的都是低血糖指数、高碳水化合物的食物。研究人员发现,豆类的血糖指数最低,其次是粗粮中的碳水化合物,最高的是精制淀粉。表 8-1 中列出了各类食物的血糖指数。

表 8-1　各种食物的血糖指数

糖类		乳制品	
葡萄糖	100	冰激凌	36
果糖	20	脱脂牛奶	32
蔗糖	59	全脂牛奶	34
水果		酸乳酪	36
苹果	39	蔬菜	
香蕉	62	冷藏豌豆	51
橙	40	甜菜	64
橙汁	46	胡萝卜	92
葡萄干	64	欧洲萝卜	97
谷类早餐		马铃薯	70
全麦片	51	甘薯	47
玉米片	80	谷类和谷类产品	
燕麦片	49	荞麦	51
麦片	67	白面包	69
干燥豆类		全麦面包	72
罐头烤豆	40	粟	71
腰豆	29	糙米	66
大豆	15	精米	72
鹰嘴豆	36	意大利面	50
小扁豆	29	甜玉米	59

指数越高,就代表进食该食物后血糖浓度越高。多伦多大学的 David Jenkins 博士,在研究不同血糖指数的各种淀粉食物对生理功能影响的过程中,发现对于基因倾向于患糖尿病和心脏病的人群,低血糖指数的食物能够使他们的

胰腺分泌胰岛素的需要降到最低,而且还有助于控制血糖浓度和降低血液中胆固醇和甘油三酸酯的含量。也就是说,那些天生容易患上糖尿病或者心脏病的人,可以通过进食合适的高复合碳水化合物、低血糖指数的食物,使患病的风险降低。

总结以上图表,低血糖指数饮食如下:

◆ 主食五谷类:粉丝、荞麦、黑米;

◆ 水果类:樱桃、柚子、草莓、生香蕉、木瓜、苹果、梨、哈密瓜、桃子、橙子、葡萄;

◆ 蔬菜类:菠菜、海苔、海带、豆芽、大白菜、小白菜、黄瓜、生菜、蘑菇、芹菜、油菜、茄子、西兰花、卷心菜、韭菜、花椰菜、青椒、金针菇、平菇、香菇、大葱、洋葱、番茄、干香菇、藕;

◆ 豆类:大豆、冻豆腐、豆腐干、刀豆、绿豆、鲜豆腐、扁豆;

◆ 肉蛋类:鸡蛋、鱼肉、虾仁、蟹;

◆ 奶类及饮料类:酸奶、牛奶、奶油、脱脂奶、番茄汁、苹果汁。

2 抗炎饮食

慢性炎症的出现是糖尿病的早期病理生理过程。炎症与胰岛素抵抗和高胰岛素血症相关。糖尿病的发生,主要由两个促炎症细胞因子 TNF-α 和 IL-6 的激活引起。

细胞在胰岛素的作用下,将葡萄糖转存至细胞内部进行能量代谢。但是 IL-6 却会阻碍细胞进行糖的转存。也就是说 IL-6 会减弱胰岛素功能,从而导致胰岛素抵抗。

炎症、胰岛素抵抗、过多的脂肪,三者紧密相连、关系密切。脂肪细胞和免疫细胞一样,能够释放出大量加剧炎症的 IL-6 和 CRP,而且释放出的 IL-6 和 CRP 还与脂肪含量成正比。

控制慢性炎症是保持健康的重要方面。我们的身体状况与每天所摄入的食物种类息息相关。有些食物能够引发炎症,而有些食物会抑制炎症。所以抑制慢性炎症最为有效的方法就是要不断摄取能够调整激素平衡的有益食品。与慢性炎症之间的斗争是一个长期过程,因而,我们食用抗炎食品自然也需要持之以恒。半途而废就会前功尽弃,坚持到底则将受益无穷。

◆ 抗炎症的食物包含有:

大麦、糙米、小米、米浆、鱼类及鸡肉、豆类、杏仁、腰果、核桃、夏威夷果、芝麻、南瓜籽、杏仁奶、绿叶菜、花椰菜、芥蓝菜、芹菜、橄榄油、亚麻仁油、柑橘类、柠檬、草莓、蓝莓、肉桂粉、姜黄粉、大蒜、姜、凤梨、银杏。

3 高膳食纤维

在你的饭中加一些纤维,这样可以产生吃饱的感觉,你在吃完饭之后会感到更满足。

这是一个并没有予以充分重视的饮食上的因素。纤维或被称之为"粗粮"的东西对人类的价值,直到最近我们才认识。

纤维的确是一种很强大的物质,它可以吸收你胃中的糖和脂肪,以防止它们被其他器官吸收。

纤维也可以帮助减轻体重、降低血糖和胆固醇。

纤维还可以帮助降低患癌症、心脏病、糖尿病的风险,也能防止发炎。

纤维可以降低食物通过消化系统运送的速度,并且让胃在很长时间内有充实感。

纤维也有助于控制血糖水平,并降低胰岛素分泌的水平。

举个例子:吃苹果和喝苹果汁是有区别的,它们都提供相同的营养成分和糖类,但是整个的苹果包含更多能量,所要消化的时间也更长。苹果的血糖指数更低,因为含有纤维。

高纤维的食品会降低整顿饭的"血糖负荷",因为你吃进去的糖的消化速度降低了。为了得到这些好处,你必须吃整体的含有某种纤维的食品,而不是吃加工过的食物。

◆ 高膳食纤维饮食如下:

丝瓜、冬瓜、茄子、竹笋、生菜、牛蒡、花菜、四季豆、番茄、毛豆、红豆、花豆、番石榴、橘子、水蜜桃、猕猴桃、李子、米糠、燕麦麸、黑麦、燕麦、糙米、麦片、小麦胚芽、海带、褐藻、杏仁、花生、芝麻、菌菇类。

三 医疗级功能营养素的应用

1 食物与健康息息相关

大多数医生认为食物不可能影响人体健康,因为人体系统以相同的方式分解食物:所有的脂肪都被分解为脂肪酸,所有的蛋白质都被分解为氨基酸,所有的碳水化合物都被分解为糖。既然所有食物都能变为相同的基本成分,那就对健康没有影响。

但是进食不仅是为了制造能量,还是为了给身体提供生长和修复所需的原料。食物也是与人的遗传物质直接交流的信息来源,在许多情况下,食物还能治愈疾病或诱发疾病。能够给健康带来危害或益处的食物已经很多了,包括中医药食同源的食物,但是大多数医生仍然未能意识到它们的重要作用。

2 营养素对人体的作用

中国营养学会对于营养的定义为:营养是机体摄取食物,经过消化、吸收、代谢和排泄,利用食物中的营养素和其他对身体有益的成分构建组织器官,调节各种生理功能,维持正常生长、发育和防病保健的过程。

人体所需的营养素有糖类、脂肪、蛋白质、矿物质、维生素五大类。五大营养素在人体中具有重要的生理功能,主要有三个方面。

◎ 供给日常生活、劳动,细胞正常工作所需的能量。

◎ 提供人体建设的材料,用于构成和修补身体组织。

◎ 调节机体正常运作的生理功能。

3 微量营养素对人体的作用

传统的营养学将重点放在了第一条上,只重视热量的控制,而严重的忽略了微量营养素的摄入。而微量营养素对于防病和致病有着举足轻重的作用。

假如你有一把椅子,坏了一条腿,你要修它,怎么修? 首先你要有材料吧,木头、钉子等,其次你得有工具吧,锯、锤子、钳子等,最后你还需要一个经验丰富的木匠师傅,能在合适的时机和地方运用不同的工具和材料修理椅子。那么如果是两条腿坏了呢,你是不是需要两倍于之前的材料才能修好它。那么如果整把椅子都坏了呢?那么可能需要更多的材料和更复杂的工具,和技术更加高超的木匠师傅才能修好它。就像人生病一样,你是基因出现了问题,还是细胞出现了问题,或者是器官出现了问题?每一个层面都需要不同种类、剂量的营养素来修复,而且越往深层原因靠近,所需的营养素的品质就要求越高,比如只有医疗级的营养素才能改变基因表达,治疗疾病。

如果必需营养素缺少一月,细胞的工作效率就会下降,你自己可能还没有感觉;如果缺少一年,细胞功能就会障碍,这时候各种亚健康症状就会出现,头晕、精力下降;如果缺少五年,一部分的细胞就会因为缺少营养材料而死亡,整个组织就会功能障碍,这时候就会出现被医院的医疗设备能检查出的程度,比如脂肪肝、动脉硬化、糖尿病等等。所以美国的著名营养学家海泽尔·科特尼这样说:我们的身体是由我们吃下的东西所构成的。然而,大多数人或者觉得垃圾食品食用比较方便,或者认为它味道比较可口,仍然没有将它们排除在日常食谱之外。大多数人仍然没把有益的食品当成自己最好的药。要知道,导致你得病的并不是你刚刚吃下去的那一顿饭,而是你之前吃下去的一千顿饭。那么有几个人每天能摄入全面且均衡的营养,能保证细胞正常工作呢?

4 营养素可以调控基因表达

按照营养基因组学的观点,营养素可以调控基因的表达,从而影响疾病的发生发展。我们每天无时无刻不在和我们的基因进行交流,因为饮食、运动生活方式,可以改变体内营养和化学物质的代谢,而代谢又可以改变基因表达,基因表达最终改变细胞功能。营养素调控基因表达的两个途径:①直接途径,营养素直接调控基因;②间接途径,营养素通过调节细胞信号传导来调控基因。所以我们可以通过改善饮食、运动、生活方式改变基因表达。无论种族、性别、年龄,所有人都有三种共同的活动:运动、呼吸、饮食。这三种活动对于调控基因表达极为重要。

营养物质在调节基因表达中有重要的作用,这也就是俗语说的:吃什么长什么。而且对于我们选择食物起到了非常重要的作用。一顿饭不会影响基因表达,但多年的饮食习惯却能改变基因表达,从而影响细胞的功能。

5　基因角度的营养素应用

(1)先天基因突变:补充突变基因表达所需的特殊营养素,改变基因表达

研究表明,营养基因组学研究试图从食物和其他自然资源中发现一些高活性物质作为有力的膳食信号分子来积极影响基因表达。最理想的情况是提取单一的生物活性分子,检测它在修饰各种疾病过程中相关细胞功能方面的作用,然后将这些分子作为配料开发出独特的食品。

人们发现许多常见的健康问题都有特定的基础激酶信号产生。这是由于激酶能够翻译饮食信号,以积极或消极的方式来影响健康。例如,研究表明,受损的激酶信号会导致胰岛素反应受损,引起2型糖尿病相关的高血脂。

正如前面提到的,选择性激酶反应调节剂(SKRMs)是一类可以调节激酶信号恢复平衡的营养物质。这种平衡有利于恢复健康信号,促进基因健康表达,逆转基因疾病倾向。专项研究已经发现,从食物中得到的SKRMs尤其能抑制炎症和胰岛素耐受相关激酶介导的过程。SKRMs可能比单独改变饮食习惯更有治疗优势。研究表明SKRMs作为胰岛素信号通路的"中心",通过调节特定的激酶能改善胰岛素敏感性。

另外,对超过200种的天然物质和提取物进行了胰岛素反应和脂肪细胞(脂肪储存)影响测试。体外测试发现,联合使用从啤酒花中提取的异-α酸(RIAA)和金合欢提取物可以抑制那些影响胰岛素功能的炎症标记物。还有研究发现,胰岛素耐受的形成涉及炎症过程调节异常,胰岛素耐受和代谢综合征也会使个体表达一些炎症诱发的细胞因子。白介素-1β(IL-1β)、肿瘤坏死因子-α(TNF-α)和干扰素γ(IFN-γ)等细胞因子在糖尿病细胞因子诱导β-细胞功能障碍过程中起到了一定作用。

针对此,出现了医疗食品。医疗食品中含有不易在日常饮食中获取的营养物质。有些患者可能需要一定水平的营养支持,而这一水平甚至无法通过精心设计的饮食计划而轻易地达到。医疗食品则为此提供了一个功能强大的工具,可以使你很轻易地达到目的。

(2)正常基因：补充 DNA 转录、翻译所需的基本营养素，保证正常基因表达

人体所需营养素是非常多的，因此我国古代就提出了"五谷为养、五果为助、五畜为益、五菜为充"的说法，充分体现出了饮食的多样性。在日常生活中，人体摄入丰富多样的食物，实现饮食的科学合理搭配，取长补短，才是达到营养平衡的最好途径。同时，营养素的补充一定要全面均衡，尤其是维生素、矿物质，因为它们之间有很强的协同作用。

一般来说，人体所需要的营养素包括蛋白质、脂肪、碳水化合物（糖类）、水、矿物质和维生素六大元素。

(3)后天基因损伤：补充基础营养素，减少基因损伤

随着社会工业化的发展和农村城市化进程的加快，人们收获丰富的物质生活之余也不可避免地生活在受污染的环境中。电磁微波辐射、环境污染物的日益增多，化肥、农药、食品添加剂、动植物生长调节剂的大量使用或滥用等，都在不知不觉中影响人们的身体健康，令机体的抗氧化体系备受考验，威胁人体DNA 的稳定性。

在人体内抗氧化、抑制及清除自由基对 DNA 氧化损伤的防御体系中，大多数的微量营养素——矿物质和维生素都是参与抗氧化损伤的重要组成成分，它们在抗氧化体系中充当不同的角色，并可协同发挥作用，以维持和保护 DNA的稳定性。

酶系统是人体重要的抗氧化防御体系，如超氧化物歧化酶（SOD）、过氧化氢酶（CAT）、谷胱甘肽过氧化物酶（GSH－Px）等都能有效地清除氧自由基。矿物质就是这些抗氧化酶的组成成分（又称为辅基）。如果机体缺乏矿物质，酶就会失去活性，削弱抗氧化作用。硒是 GSH－Px 的组成部分，对体内自由基和氧化脂质的清除起着重要作用，适当补硒可使 SOD、GSH－Px 的活性升高，从而增加细胞抗氧化能力；硒还可以拮抗砷、镉、汞等有毒成分对机体的损伤，通过其抗氧化作用来抑制肿瘤的发生和发展。锌作为核酸修复酶的成分，可修复受损的DNA，还可诱导金属硫蛋白（MT）合成来保护 DNA 免受氧化损伤。铜是体内含铜蛋白和铜锌超氧化物歧化酶（Cu－Zn－SOD）的构成成分，参与清除羟自由基和过氧化氢。如果体内缺铜，SOD 的活性就会下降，影响抗氧化能力。

β-胡萝卜素、维生素 A、E、C 等抗氧化营养素可作为第二道防御体系发挥保护遗传物质 DNA 的作用。研究表明，同时补充这些抗氧化营养素能降低机体

脂质过氧化物的生成和淋巴细胞 DNA 氧化损伤,有利于维持 DNA 的稳定性。氧化应激产生的自由基及活性氧会直接破坏细胞膜上的多不饱和脂肪酸,导致自由基进一步攻击 DNA 造成损伤。β-胡萝卜素能清除自由基或活性氧,可使氧自由基活性丧失并减轻其氧化损伤作用,保护 DNA。维生素 A 分子中的双烯共轭键能淬灭和捕获单线态氧、羟自由基、脂质过氧化自由基,从而保护 DNA 免受氧化物的攻击。维生素 E 是存在于细胞膜上的主要脂溶性抗氧化物,能与氧自由基结合形成维生素 E 自由基,减少氧自由基对 DNA 的损害;DNA 损伤是一个链反应的结果,维生素 E 可清除链延伸自由基,发挥断链型抗氧化剂的作用。维生素 C 可提高直接参与氧化作用的维生素 E 水平。此外,研究显示,维生素 C 能保护人类精子免受内源性氧化 DNA 损伤,保护淋巴细胞免受 X 射线和 H_2O_2 的损害,还可以调节 DNA 修复酶的功能,维护 DNA 的稳定性。

近年来,各种微量营养素的联合抗氧化作用及与 DNA 氧化损伤关系的研究越来越受到关注。各种抗氧化营养素协同保护机体免受氧化损伤,减轻有害因素对机体大分子物质包括 DNA 的损害作用。如 GSH-Px 与维生素 E 在抗氧化方面有协同作用,维生素 E 主要阻止过氧化物的产生,而含硒的 GSH-Px 则加速过氧化物还原成无毒性羟基化合物。硒和维生素 E 联用改善血脂的效果优于单纯应用硒或维生素 E。同时补充维生素 E、C 及 β-胡萝卜素可减轻 H_2O_2 引起的 DNA 损伤。临床干预试验显示,硒、维生素 E 和 β-胡萝卜素的联合使用,可降低人群总死亡率、癌症总死亡率以及胃癌死亡率。

目前已有研究表明,某些维生素和矿物质摄入量在小于或等于推荐摄入量时,只发挥其生理作用,如需令其发挥抗氧化损伤、减缓某些疾病发生就往往需要更大的剂量。

6 糖尿病的健康膳食计划

我们知道,糖尿病是基因缺陷和环境危险因素互相作用的结果,但是许多病例显示,只要患者愿意接受健康膳食计划并改良生活方式,改变基因表达,大多数的成人型糖尿病都可以得到有效的控制。这个膳食计划包括适量的谷物和豆类,以及富含抗氧化维生素的新鲜果蔬;排除动物脂肪,改为摄入来自豆类、植物种子和坚果的有益脂肪。

患者不能有效地控制血糖浓度,增加了罹患白内障、神经系统疾病和肾脏疾病的可能性。在这种情况下,我们可以做的就是采取措施来降低血糖过高的毒性,因为这可能是成人型糖尿病的成因之一。这些措施不仅包括针对肥胖糖尿病患者的减肥和运动计划,而且还包括一系列植物营养素的摄入,例如维生素C、维生素E、微量元素铬和钒、维生素B_3;进行富含复合碳水化合物和纤维素的饮食,降低对动物脂肪的摄入,多使用富含脂肪酸$\omega-3$的豆类、坚果和葵花籽食用油。

案例

患者,男性,50岁,身高175厘米,体重65千克,经常有乏力及视力模糊,2009年5月查血糖升高,未予重视。父亲脑血栓,母亲糖尿病。平时活动少,水果摄入少,既往吸烟史10年,已戒烟,不饮酒。2011年11月感觉乏力及视力模糊加重,在医院查空腹血糖5.2毫摩尔/升,餐后2小时血糖9.2毫摩尔/升,糖化血红蛋白6.88%,在医院诊断为糖耐量下降,只给与简单饮食建议,比如多摄入蔬菜,多运动。但改善不明显。

后来查糖尿病相关基因检测发现多个基因缺陷,如PPARG、HHEX、TCF2等,根据客户的基因检测结果、体检结果以及生活方式问卷,我们设计个性化的健康管理方案,重点是低血糖指数饮食及抗氧化饮食、有氧运动,以及改变缺陷基因表达的营养素方案。以PPARG为例,它是核激素受体家族中的配体激活受体,在不同的物种中已经发现了它的3种亚型,控制许多细胞内的代谢过程,属于配体诱导核受体,当PPARG出现突变就会导致糖、脂代谢异常而导致血糖、血脂升高。营养基因组学研究发现:$\omega-3$可以作为PPARG的配体调控该基因的表达,从而降低甘油三酯含量,同时改善胰岛素抵抗。

健康管理方案

1.饮食建议

(1)米、面200～250克(多选粗杂粮,用薯类代替部分主食)。

(2)肉类:建议多选食鱼类,次选禽类,少选大动物肉,不选肥肉、动物油脂和含胆固醇高的动物食品。

(3)奶250克、蛋50克、豆制品150～200克。

(4)蔬菜(深色茎叶类)500～750克、低升糖水果适量。

(5)菌类50克、干果类少量、油脂25～30克。

(6)每天饮水2000毫升左右。

(7)烹调方法:多用蒸、煮、凉拌,少用煎、炸、炒,减少高热量油脂的摄入。

(8)饮食原则:从低血糖指数食物、抗炎食物及高膳食纤维饮食中按个人喜好选择食物(参考附录一)。

2.运动建议

(1)运动方式:快步走、慢跑、跑走结合等运动。

(2)时间:每天坚持60分钟;可在早、晚餐后30～40分钟进行;可一次性完成,也可分两段完成。

(3)运动强度:快走每分钟120步,保证在运动过程中能够正常交谈,身体微微出汗,而非大汗淋漓,运动后微微有些疲劳,稍事休息即可缓解。

3.营养素干预建议

高品质复合维生素	1粒	2次
铬	200微克	2次
硫辛酸	100毫克	2次
维生素C	1000毫克	1次
姜黄	500毫克	2次
$\omega-3$	1克	2次

通过1个月的有效干预,测空腹血糖5.4毫摩尔/升,餐后2小时血糖5.4毫摩尔/升,乏力症状明显改善;2个月后测空腹血糖4.9毫摩尔/升,餐后2小时血糖5.1毫摩尔/升,糖化血红蛋白5.4%,视力模糊症状明显改善。

这是一个典型的根据缺陷基因制定个性化的健康管理方案,从而取得效果的案例。

四　运动改变基因表达

通过前文叙述,我们明白了"疾病是基因与环境相互作用的结果",而这里所说的环境不仅仅是所生存的外部环境,我们基因赖以生存的身体内部环境也尤为重要。让基因拥有一个健康良好的环境,可以让我们避免或延缓很多身体疾病的爆发,提高生命有效的生活质量。那么怎样改善我们的身体内部环境,给基因提供一个健康的生活平台呢?

下面我们就一起来看看如何才能给我们的基因创造良好的健康环境,针对2 型糖尿病患者的健康问题,我们有哪些运动康复训练方面、饮食方面以及生活习惯的建议。

(一)了解影响我们身体健康的重要因素

1 减肥的误区——减脂与减重

早在 1997 年 6 月,肥胖已经被世界卫生组织定义为一种慢性疾病。过多脂肪的堆积不仅让外形看起来臃肿迟缓,更重要的是会诱发很多身体内部的疾病,2 型糖尿病就是其中最为常见的病症之一。

近几年人们越来越关注自己的体重问题,经常听身边的朋友说最近在减肥,晚上不吃饭,一周下来体重轻了好几斤,或者只吃午饭,其他时间都在喝减肥茶等等的做法,这些做法看似能够暂时让体重下降,可是他们根本没有注意下降的体重是从哪里来的。

先让我们从自己的初衷来看吧。我们所说的减肥,其实是觉得身上的脂肪堆积过多,希望脂肪能通过某种方式减少。不过,脂肪其实是很顽固的家伙,并不是简单的通过节食、喝减肥茶就能减掉的。根据人类生理学的研究,最有效的减脂方法就是有氧运动。那什么是有氧运动呢?根据 2010 年美国 ACSM 给出的定义:能使用大肌肉群,有节奏或动态,进行含氧特点的运动,并且能持续一段时间。这里所说的大肌肉群是指全身综合性运动,例如跑步、单车、游泳、打球等,并且不管哪一种全身性运动,至少保持在 20 分钟以上才能让脂肪更好的参与功能,也就是人们常说的让脂肪燃烧起来。

同时,脂肪的燃烧也是需要能量的。让我们来举个例子,脂肪就好比煤炭,它能够提供很大的热量,可是需要火种才能让它燃烧,那什么是让我们身体中脂肪燃烧的火种呢?那就是碳水化合物,也就是我们平时说的五谷杂粮类的食物。

由此可见,想要燃烧脂肪,必须要具备两个要素:①有氧运动;②吃足够的五谷杂粮。这时候大家就有疑虑了,那节食减掉的体重来自于哪儿呢?从生理学角度分析,人体大部分的能量来自碳水化合物,身体会把摄入的食物转化为单糖进入细胞进行供能。在节食的情况下缺少糖的摄入,可是我们身体各个器官、供能依然需要运转,这些能量从哪里来呢?原来身体会把平时摄入的食物转化为糖原,储存在我们肝脏和肌肉里,在缺少能量时使用。也就是说,在节食的情况下我们体重的下降大多是来自肝糖原和肌糖原的分解,也会有水分的流失。而我们减脂的目的并没有实现。

可是我们真的要减少我们的肌肉吗?对于很多减肥的女性来说,也许觉得不需要太多肌肉,这是很多女性对健康的一个最大的误解。肌肉对身体健康来说,有很多至关重要的功能,后面会详细讲解。同时肌肉的密度要远远大于脂肪,肌肉的流失并不能让我们的体型看起来苗条纤细,反而会降低身体很多功能。

总的来讲,对于肥胖的人群来说,减脂是我们的目的,而不是单纯的减掉体重。通过规律的有氧运动和合理的饮食结构,才能达到有效、健康减脂的目的。

2 肌肉与健康的关系

肌肉是我们人体的重要组成部分,它具有保持身体姿态、稳定关节、产生身体活动、产生热量等功能。对于2型糖尿病患者来说,减掉过多的脂肪是改善身体状况的一个重要因素,那么肌肉在这个方面能起到什么帮助呢?

我们已经知道,做足够的有氧运动加上合理的饮食才能让脂肪燃烧,而肌肉在运动中扮演着不可或缺的重要角色。首先,肌肉是产生身体活动的主要工具;其次,肌肉的耐力、力量、爆发力决定着运动的时间、强度;同时,肌肉是否强健决定着运动中关节是否稳定,避免关节受伤而影响运动和运动计划的进度。经过医学研究证明,肌肉在身体中的比例也会直接影响到人体的新陈代谢水平。同样体重、年龄、性别的人,肌肉比例偏多的人新陈代谢率会偏高。通俗地说,做同样的运动量,肌肉比例偏多的人消耗的热量会更多。

由此可见,肌肉不仅仅在身体运动中能够帮助关节稳定,让我们更好的参与活动,同时也能够对减脂起到积极的作用。

3 健康自测的几种方法

(1)腰臀比例

所谓腰臀比例就是腰围和臀围的比值,是判定中心性肥胖的重要指标。

所谓中心型肥胖,也就是我们常说的"苹果型身材",这类人群往往是糖尿病、心脑血管、中风等疾病的高发人群。另一种是我们通常说的"梨形身材",这类的人脂肪大多集中在臀部和大腿,相对中心型肥胖来说健康风险较低。

腰围和臀围的测量方法如下:腰围是取被测者髂前上嵴和第十二肋下缘连线中点,水平位绕腹一周,皮尺应紧贴软组织,但不压迫,测量值精确到 0.1 厘米。臀围为经臀部最隆起部位测得的身体水平周径。

(2)体重指数

体重指数(BMI 值)是用体重公斤数除以身高米数平方得出的数字,是目前国际上常用的衡量人体胖瘦程度以及是否健康的一个标准(表 8-2)。BMI 是世界公认的一种评定肥胖程度的分级方法,世界卫生组织也以 BMI 来对肥胖或超重进行定义。

$$BMI = 体重(公斤)/ 身高^2(米^2)$$

我们通过简单的计算后,用下面的表格对自己进行体重的评级。值得注意的是,BMI 公式针对的是普通人群,对于一些特殊人士是不适用的,例如健身健美训练者、孕妇、儿童、肢体缺失的残疾人。

表 8-2 体重指数(亚洲标准)

体重指数	分类
<18.5	过轻
18.5~22.9	正常
23~24.9	超重
25~29.9	肥胖
>30	严重肥胖

（3）体质百分比测量及参考

前面讲了很多与体重、脂肪有关的知识,那到底都有什么方法测量具体的身体中的脂肪含量(体脂百分比)呢? 目前基本的体脂百分比测量方法有:浮力重量法、双光子X射线骨质密度仪(DEXA)、生物电阻分析法(BIA)、皮褶测量法。前两种测试费用昂贵,在专业的医疗机构才会使用,后两种是我们日常使用的方法。体质百分比的健康分级见表8-3。

◎ 生物电阻分析法:一股轻微电流通过全身,然后测量所遇电阻。体内的非脂肪组织属于良导体,电流如果受阻,则是脂肪组织。

◎ 皮褶测量法:相对来说并不昂贵的方法(皮脂夹),如果测量技巧正确,测得的结果相对准确。

表8-3 体质百分比的健康分级

评级	男性	女性
重要脂肪	2%～4%	10%～12%
运动员	6%～13%	14%～20%
一般健康	14%～17%	21%～24%
可接受	18%～25%	25%～31%
肥胖	25%或以上	32%或以上

无论用哪种方法测量,我们最终的目的都是根据测量的脂肪含量数据来判断自己身体健康的级别。下面给大家提供一个脂肪含量评级的参照表格。

需要注意的是,重要脂肪是人体所需的最少的脂肪,脂肪有其正面的作用,例如,储存能量,保温及保护重要器官,运输脂溶性维生素,是细胞膜、皮肤和激素正常运作的重要元素。如果脂肪含量低于这个标准,反而会影响身体健康。

（4）血压及心率

血压是指在心脏收缩及舒张时血管内的血液对于单位面积血管壁的侧压力,即压强。

收缩压(高压):当心室收缩时测得的压力。

舒张压(低压):当心室舒张时测得的压力。

定期测量血压能反映基本的心肺健康情况。如果血压出现异常,应该及时找专业医疗机构进行诊断,并针对异常原因进行治疗。表 8-4 是美国 ACSM 给出的血压参考分类评级。

表 8-4　高血压分类评级

收缩压	舒张压	类型
<120	<80	理想
120~139	80~89	前期高血压
140~159	90~99	轻度高血压
160~179	100~109	中度高血压
>180	>110	严重高血压

心率通常是指静态心率,也就是人在安静状态下每分钟心脏跳动的次数。一般在充分休息后,情绪稳定时测量最为准确,例如早上刚起床时。男性平均静态心率 60~80 次/分,女性平均静态心率高于男性 7~10 次/分。

掌握自己的静态心率不仅能初步判断自己心肺功能的健康情况,还能掌握运动的强度,来达到安全有效训练的目的。

(二)糖尿病患者的改善性综合训练方案

中国是世界上最早提出糖尿病运动疗法的国家(公元 610 年)。Joslin 在 20 世纪 30 年代提出"三驾马车"的糖尿病治疗方案:饮食疗法、运动疗法和胰岛素疗法。IDF 在 WDD 上强调"五驾马车"的观念(1995 年),即糖尿病教育、运动治疗、饮食治疗、药物治疗和糖尿病监测。

随着社会的不断发展,现代人的生活压力与工作压力越来越大,人们在不知不觉中慢慢的透支了自己的身体,不堪重负的身体开始发出警报。糖尿病是属于身体代谢紊乱的一种病症,身体对糖的代谢出现障碍会引起:静态血压不断爬高、空腹血糖居高不下、血脂黏稠血液流速缓慢、骨质疏松、中风、内脏病变,等等。这些病症拉响了我们健康的警报。除了医学治疗之外,我们应该做些什么来帮助自己的身体逐步好转起来呢?下面给大家介绍一些 2 型糖尿病患者相关的训练原则和方法。

1 有氧训练是糖尿病患者康复的第一法宝

对于2型糖尿病患者来说,有氧运动可以有效地改善身体对糖的代谢,增加身体对胰岛素的敏感性,减低对胰岛素的对抗并且可以减少脂肪。

前面我们讲过有氧运动的定义,是要全身大肌肉群参与有节奏的活动,并且运动中身体有持续的氧气参与,保持至少20分钟以上才更加有效。那么不同年龄阶段、不同身体情况的人做哪些有氧运动运动,会让病情缓解的更快更好呢?

(1)有氧训练一:快走

动作介绍:快走是有氧训练中最有效安全的训练之一,它能够帮助普通人提高心肺功能,也能有效减少身体脂肪,提高细胞对胰岛素的敏感度。见图8-1、2。

动作要点:快走时保持收腹、挺胸、沉肩、下颚微收的身体姿态,双手在身体两侧自然摆动。身体微微前倾,膝关节微屈,脚尖朝向前方。向前跨步时脚后跟先着地,逐步过渡到前脚掌。尽量保持快速较大的步伐交替,而且双脚不应同时离地。

注意事项:迈步时骨盆不要过度左右摆动,膝关节始终保持微屈,并对准脚尖方向,不要内翻或外翻。保持均匀的鼻腔吸气,嘴巴吐气。

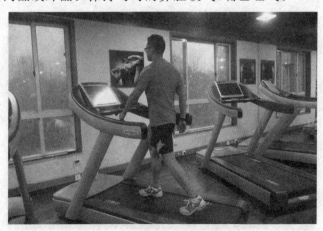

图8-1

适合人群：适合大部分刚开始进行有氧训练的人群，包括老年人、肥胖人群。

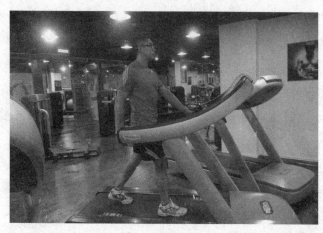

图 8-2

（2）有氧训练二：慢跑

动作介绍：慢跑是一种适合几乎所有人的运动，相比较快走来说强度较大，能更有效的达到有氧训练的目的，例如减脂、提高心肺功能、改善身体对糖分的降解。但同时对膝关节和髋关节压力也较快走大。需要关节更稳定，下肢肌肉群的耐力更好。见图 8-3、4。

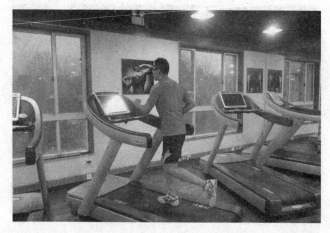

图 8-3

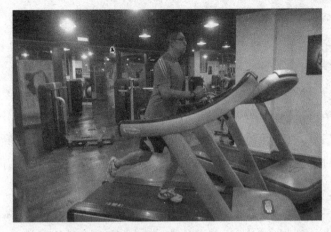

图 8 - 4

动作要点:慢跑时在两腿交替时会有双脚同时离地的短暂时间,膝关节一定保持微屈,减少落地时对关节的压力。同时跑动中脚尖不要过度内扣或打开,膝关节对准脚尖的方向。保持收腹、挺胸、沉肩、下颚微收。

注意事项:跑动中尽量保证上身稳定,不要过度摆动和左右扭转,向前迈步膝关节不能完全伸直。保持均匀呼吸,主要靠鼻腔吸气,嘴巴吐气,训练强度较大时可以用嘴巴辅助呼吸。

适合人群:适合有一定有氧训练基础的人,躯干及下肢关节没有病痛并且较为稳定。

(3)有氧训练三:单车

动作介绍:单车是一种很普遍的有氧训练的项目,对于糖尿病患者来说,这里推荐在健身中心里的磁力单车。这类单车的设计更符合对关节的保护和下肢发力的角度,可以随时调整运动强度,更安全有效。见图 8 - 5。

动作要点:调节单车的座椅高度和角度,保证从最高点向下发力时膝关节没有超过脚尖,腿部踩到最低点时膝关节保持微屈。把脚固定在脚蹬上,运动时膝关节始终对准脚尖方向。

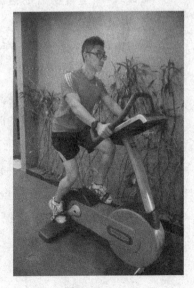

图 8 - 5

注意事项：膝关节和脚尖都指向正前方，不能内扣或向外打开。向上时膝关节角度不能小于 90°，向下发力到最低点时膝关节不能完全伸直。

适合人群：适合肥胖、体重过大、关节与身体稳定较差、腰椎有病痛的人群。

(4)有氧训练四：游泳

动作介绍：游泳是一种几乎适合所有人的运动，水中的运动不仅可以让人消耗更多的热量，有助于减掉多余的脂肪，水产生的阻力还可以帮助训练身体的肌肉。同时水的浮力可以减轻体重对于关节的压力，对于关节有病患的人同样适合。

动作要点：常见的泳姿有蛙泳、自由泳、仰泳、蝶泳等。每种泳姿都有其独特的动作要点。例如：蛙泳，用双臂抱水、压水，使上半身抬起换气，用双腿夹水产生动力；自由泳，双臂交替抱水、压水，头部随着身体的倾斜进行一侧换气，双腿交替打水保持方向和动力。

注意事项：游泳连续超过二十分钟，才能达到有氧运动的标准，并且保持换气的流畅，呼吸尽量不要出现憋气的情况，同时收紧相关肌肉，不要让关节过度放松，在拨水、打水时不要完全伸直。另外在游泳前要注意热身，游泳后注意保暖。

适合人群：适合所有的健康人群，包括老年人、孕妇、儿童、肥胖症等。

(5)有氧训练的方案建议

对于以前从不运动，现在刚开始训练的人来说，我们会把运动的方案分为几个不同的阶段：

◎ 开始/学习期：需要掌握正确运动的姿态，让身体逐步适应规律运动的状态，用较低的强度和较短的时间、频率来完成。

◎ 适应/改进期：身体已经适应了运动状态，可以适当的加大训练强度、延长训练时间，训练效果逐渐得到体现，这段时间持续较长。

◎ 维持期：身体已经完全适应中等强度的训练，并且有了规律的训练习惯。在这个阶段，训练频率保持稳定，训练时间可以保持较高的强度和较长时间。

如表 8-5 所示。

表8-5　有氧训练的建议方案

阶段	星期	频率(次数/周)	强度(%HRR)	时间(分钟)
开始	1	3	40～50	12
学习	2～5	3	50～70	15～20
适应	6～10	3～4	70～80	20
改进	11～24	3～5	70～80	20～30
维持	25+	3	70～85	30～45

(6)有氧训练的强度控制

如上表,强度(%HRR)一般用"卡式公式"来计算。目标心率 ＝[(220－年龄)－静态心率(RHR)]×运动强度%(HRR)＋静态心率。对于初级训练者来说,一般建议刚开始选择较低的运动强度(40%～50%),训练一段时间后可以根据自己进步的情况逐渐增加强度。但是对于2型糖尿病患者来说,保持中低强度的有氧训练,维持较长的时间,对帮助控制血糖更有效。

(7)其他建议

由于有氧训练需要大量的氧气和较长的时间,如果天气较好,空气干净,气温适中,建议在户外进行。例如湖边、公园、运动场等。相反在气温较低的冬季,或者空气质量不好的雾霾天气,建议在室内健身中心进行运动。更要注意的是,我们并不建议晨练。清晨是一天中氧气含量相对较低,空气温度较低,容易产生雾气的时候,对呼吸系统有不好的影响。下午3～5点是最佳运动时间。

2　抗阻力训练及稳定性训练是健康强而有力的发动机

抗阻力训练,就是要对抗一定重量的阻力来进行的身体训练。它不仅能够提高肌肉的耐力、力量和质量,同时能够帮助稳定关节,改善身体的代谢率。

对于糖尿病患者来说,抗阻力训练可以从以下方面帮助改善身体功能,并从而改善血糖水平。

◎ 促进肌肉对葡萄糖的利用降解。

◎ 提高身体的基础代谢率,有助于改善身体新陈代谢的能力。

◎ 提高肌肉耐力,延长运动时间。

◎ 增加肌肉力量,提高训练强度。

◎ 提高关节的稳定性。

◎ 提高神经系统对身体活动的控制能力。

◎ 提高骨骼的密度和强度。

肌肉的抗阻力训练的动作和方法非常多,下面给大家介绍一些简单便捷,利用小工具就可以在家中完成的简单训练:

(1)胸部肌肉训练

健身球宽距俯卧撑

动作介绍:健身球宽距俯卧撑是主要训练我们胸大肌的动作,同时它也能辅助训练大臂后侧的肱三头肌和肩部的三角肌前束。由于利用了健身球的不稳定性作为支撑点,所以这个动作对我们躯干的核心稳定肌群也起到积极的训练作用。

动作姿态:俯卧在健身球上,将球放在大腿的前方,双腿略微分开。身体保持平直,与大腿、头部呈一个平面,双手打开略宽于肩支撑身体。如果手腕有不适的人,可以用俯卧撑手柄进行支撑,肘关节保持微屈。见图 8-6、7。

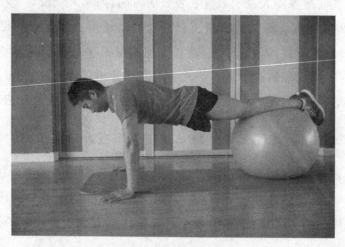

图 8-6

动作要点:收腹、挺胸、沉肩、下颚微收,向下时吸气,到肘关节 90°,向上胸大肌发力吐气,到肘关节保持微屈。保持 4/4 拍的节奏匀速上下。

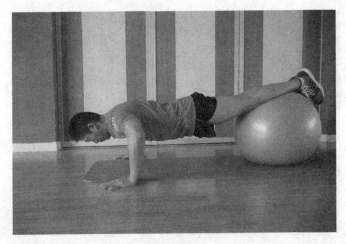

图 8 - 7

注意事项：向下时肘关节角度不要小于 90°，向上时肘关节不能完全伸直，这两种情况都有可能造成肘关节损伤。同时身体与大腿始终保持在一个平面，臀部不能向上撅起。

进阶训练：经过一段时间训练后可以增加这个动作的难度，提高训练效果。①将健身球放在小腿的位置可以增大训练难度；②将双腿并拢可以增加不稳定性。见图 8 - 8、9。

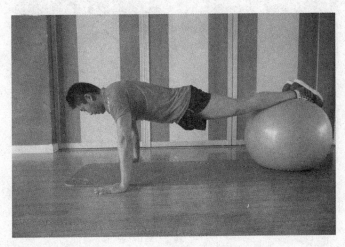

图 8 - 8

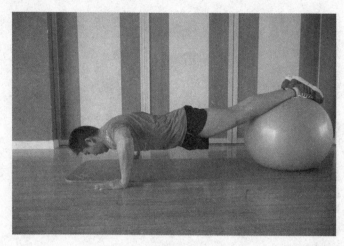

图 8 - 9

降阶训练：如果觉得动作较难，可以降低训练的难度。去掉健身球改作普通俯卧撑，将手支撑在较高的位置，双脚分开较大宽度，等等，都可以降低训练的难度。见图 8 - 10、11。

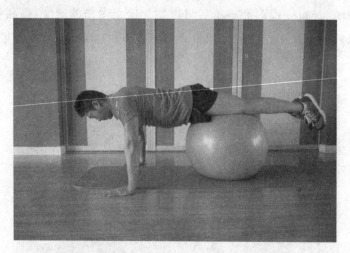

图 8 - 10

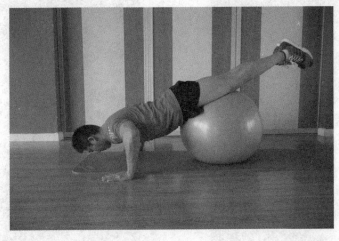

图 8 - 11

橡皮带单臂夹胸

动作介绍:这个动作是利用橡皮带的弹力作为阻力,主要训练胸大肌和三角肌前束,由于是单侧训练,为了稳定身体,核心肌肉也会积极参与。

动作姿态:将橡皮带一端固定在稳定的物体上(例如栏杆、门框把手),另一端握在手上,手臂抬起于胸部水平,肘关节微屈,手腕中立位。橡皮带与手臂呈90°,保持略微的张力,对侧脚向前弓箭步站立。见图 8 - 12、13。

动作要点:收腹、挺胸、沉肩、下颚微收。手臂向前到大臂与身体垂直,向后到大臂与身体相平,向前发力吐气,向后还原吸气,保持 4/4 拍节奏。

注意事项:肘关节始终保持微屈,并且角度不变,身体保持正直,不能左右扭转。

进阶训练:提高这个训练动作的难度可以把双脚并拢,再进行夹胸的动作,不仅可以训练胸大肌,也对身体核心肌肉和关节稳定性有一定的训练效果。

降阶训练:如果单臂夹胸完成的不好,可以换成两侧一起做夹胸的动作,减少难度。

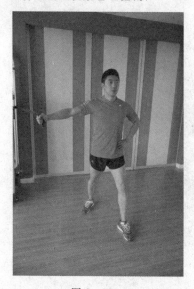

图 8 - 12

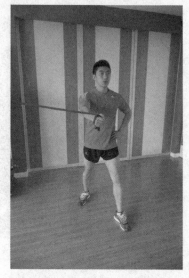

图 8 - 13

(2)背部肌群训练

橡皮带坐姿划船

动作介绍:这是一个通过对抗橡皮带的阻力来训练背阔肌的动作,同时也可以训练到肩部的三角肌后束和肱二头肌。

动作姿态:坐在垫子上,把橡皮带牢固的缠在脚上,双手握紧橡皮带两端,双臂平行与肩同宽,坐直身体。见图 8 - 14、15。

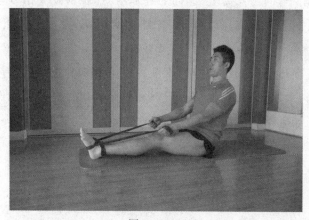

图 8 - 14

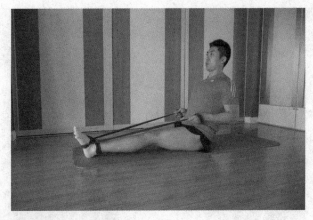

图 8 - 15

动作要点:身体坐直,膝关节微屈。收腹、挺胸、沉肩、下颚微收。背部发力向后拉的时候吐气,拉到极限位置,向前还原时吸气,到肘关节保持微屈。全程大臂始终夹紧身体。

注意事项:向前肘关节不要完全伸直,也不能耸肩,身体不能弯腰弓背。

进阶训练:用这个动作训练,我们可以通过双臂交替的方式来增加难度,同时能加强身体核心稳定肌群的控制和协调。

橡皮带直臂划船

动作介绍:虽然都叫划船的动作,可是这个动作只有肩胛骨(肩带)主动活动,训练的肌肉也是我们背部后面的中下斜方肌和菱形肌。

动作姿态:将橡皮带固定在与肩高度差不多的位置,双腿自然打开保持稳定,身体直立,双臂抬起与肩膀同高,双手握紧橡皮带,肩带前引,肘关节微屈,保持橡皮带的张力。见图 8 - 16、17。

动作要点:收腹、沉肩、下颚微收,手臂保持不动,吐气对抗阻力,肩胛骨缩回到最大极限,吸气肩胛骨回到前引的位置。保持 4/4 拍的节奏。

注意事项:不能耸肩,避免训练到其他肌肉。

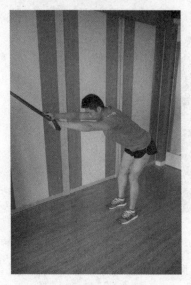
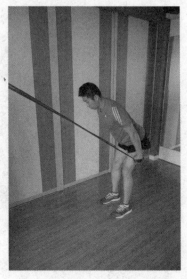

图 8 – 16   图 8 – 17

（3）下肢训练

健身球靠墙蹲举

动作介绍：蹲举这个动作是下肢训练的经典动作，不仅可以训练到下肢大部分的肌肉，包括臀大肌、股四头肌、部分的腘绳肌，也可以让膝关节、髋关节的稳定性得到有效的提高。

动作姿态：双腿打开与肩同宽或略宽于肩，想象自己站在一个钟表的表盘上，左脚尖指向 11 点方向，右脚尖指向 1 点方向，膝关节微屈并指向脚尖方向。将健身球放在腰部，靠于墙上，身体与地面垂直，双脚略微向前，双手抱于胸前。见图8 – 18、19。

动作要点：收腹、挺胸、沉肩、下颚微收。向下蹲的时候吸气，到大腿平行于地面，向上发力站起来的时候吐气，到膝关节保持微屈。背部始终靠紧健身球，保持 4/4 拍节奏。

注意事项：向上站起来时膝关节不能完全伸直，向下蹲的时候膝关节角度不能小于 90°。

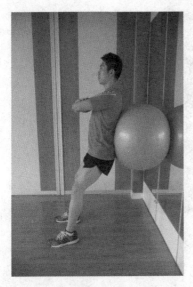

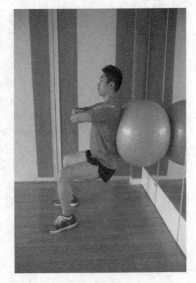

图 8 - 18　　　　　　　　　　　　　　　　　图 8 - 19

橡皮带后踢腿

　　动作介绍：通过对抗橡皮带的阻力训练下肢的肌肉，主要针对臀大肌，同时也能训练到股四头肌。

　　动作姿态：将橡皮带牢固的缠绕在一只脚上，对侧的手握着橡皮带，俯身用六点支撑（双手、双膝、双脚）在垫子上，大腿、手臂与身体基本垂直，身体、头部保持中立位。见图 8 - 20、21。

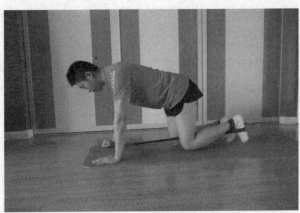

图 8 - 20

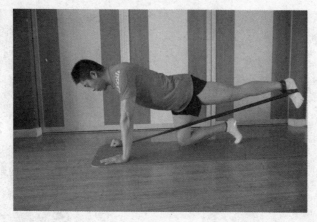

图 8-21

动作要点:收腹、挺胸、沉肩、下颚微收,吐气发力,将腿向后向上蹬,到膝关节微屈,然后吸气慢慢收回到大腿与身体垂直。保持 4/4 拍的节奏。

注意事项:向上膝关节不能完全伸直,保持身体水平稳定,骨盆不能左右摇摆。一侧做完,另一侧做相同的次数。

(4)肩部训练

橡皮带侧平举

动作介绍:这个动作用来训练三角肌中束,能让我们肩部的肌肉看起来饱满匀称。

动作姿态:在垫子上将橡皮带展开,平整的踩在脚下(脱鞋),双脚与肩同宽,膝关节微屈。橡皮带交叉后,双手各握一端,双臂放在身体两旁,肘关节微屈,掌心相对,身体中立位。见图 8-22、23。

动作要点:收腹、挺胸、沉肩、下颚微收,手臂从身体两侧向上发力抬起,到大臂平行于地面,向下时还原到大臂贴近身体,橡皮带阻力不能完全放松。向上发力时吐气,向下还原时吸气,保持 4/4 拍节奏。

注意事项:向上时大臂不能抬起过高,肘关节不能超过肩膀,全程保持肘关节微屈,角度不变。

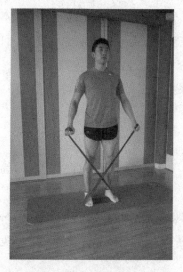

图 8 - 22

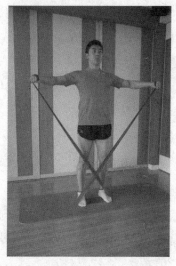

图 8 - 23

橡皮带俯身侧平举

动作介绍：这个动作用来训练三角肌后束。

动作姿态：在垫子上将橡皮带展开，平整的踩在脚下（脱鞋），双脚与肩同宽，膝关节微屈。橡皮带交叉后，双手各握一端，双臂自然下垂，肘关节微屈，掌心相对。俯身，身体与地面0～45°都可以。见图 8 - 24、25。

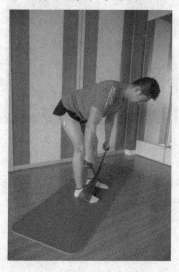

图 8 - 24

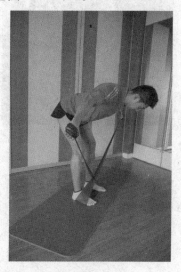

图 8 - 25

动作要点：收腹、挺胸、沉肩、下颚微收，手臂从向上发力抬起到与身体相平，向下时还原到双臂平行，橡皮带阻力不能完全放松。向上发力时吐气，向下还原时吸气，保持4/4拍节奏。

注意事项：不能上下摆动身体借力，全程保持肘关节微屈，角度不变。

(5)手臂训练

橡皮带颈后臂屈伸

动作介绍：这是一个训练肱三头肌的动作，利用橡皮带作为训练工具，简单易行，效果出众。

动作姿态：将橡皮带调整好长度到适当的阻力，分别缠绕在两只手上，一只手背在身后，保持肘关节90°，另一只手大臂贴近耳朵，大小臂也呈90°。见图8-26、27。

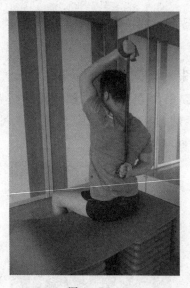
图8-26

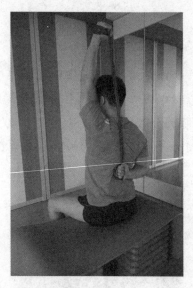
图8-27

动作要点：收腹、挺胸、沉肩、下颚微收，上面的手向上发力伸展肘关节到略微弯曲即可，向下到肘关节90°。向上发力吐气，向下还原吸气，保持4/4拍节奏。另一只背后的手保持稳定。

注意事项：向上伸展手臂时，肘关节不能完全伸直，向下还原时，肘关节不要角度过小，到90°即可。两侧轮换做相同重量和次数。

橡皮带弯举

动作介绍：一个针对大臂前侧肱二头肌的训练。

动作姿态：在垫子上将橡皮带展开，平整的踩在脚下（脱鞋），双脚与肩同宽，膝关节微屈。双手各握橡皮带一端，双臂自然下垂，肘关节微屈，掌心向前，保持橡皮带有一定的张力。见图8－28、29。

动作要点：收腹、挺胸、沉肩、下颚微收，双臂向上发力吐气，将橡皮带拉起到肘关节90°或略小于90°，吸气慢慢下放到肘关节微屈。保持4/4拍的节奏。

注意事项：向下时肘关节不要完全伸直，也不要前后摆动身体借力。

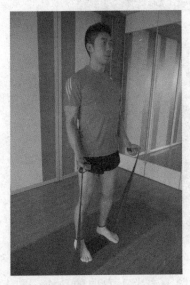

图8－28

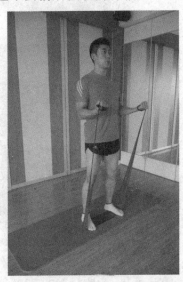

图8－29

（6）腹部训练

健身球卷腹

动作介绍：卷腹的动作是主要针对腹部的腹直肌的训练，同时借助健身球的不稳定性，可以全面训练躯干的所有稳定肌群。

动作姿态：慢慢仰卧在健身球上，将球放于腰部的正下方，双腿打开保持稳定，大腿与躯干在一个水平面。双手抱于胸前，头部保持中立位。见图8－30、31。

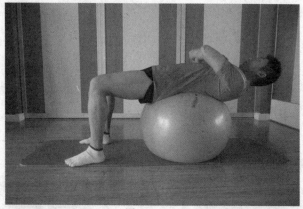

图 8 - 30

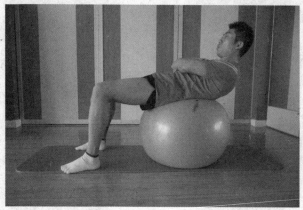

图 8 - 31

动作要点:收腹、沉肩、下颚微收,让躯干做一个上下卷曲的动作。向上发力吐气卷起身体,向下吸气到身体与地面水平。保持 3/3 拍的节奏。

注意事项:臀部不要下沉,保证大腿与身体在一个水平面,还原时,身体不要过度向后伸展。

橡皮带躯干旋转

动作介绍:身体对抗阻力的旋转可以训练腹部的腹内斜肌和腹外斜肌,这两部分肌肉可以帮助稳定躯干,强化它们可以减少躯干受伤的风险。

动作姿态:将橡皮带固定在肩膀高度的位置,双脚打开与肩同宽,身体中立,双手十指交叉握紧橡皮带,手臂抬起在胸部前方,与橡皮带呈 90°,肘关节微屈,保持橡皮带的张力。见图8-32、33。

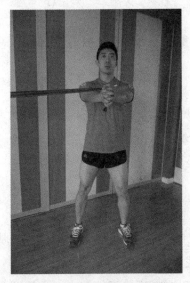

图8-32

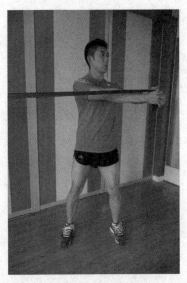

图8-33

动作要点:收腹、挺胸、沉肩、下颚微收,身体对抗橡皮带的阻力向另一侧旋转,手臂始终在身体前方不变。旋转时发力吐气,还原时吸气,保持4/4拍节奏。

注意事项:旋转时,骨盆保持中立不动,只是腰椎及以上的躯干旋转,同时,手臂稳定的固定在身体的前方,没有任何摆动,只是跟随躯干的旋转而改变方向。

(7)专业的健身机构是恢复身体训练的最佳场所

在专业的健身训练机构有更多的设备和各种功能性训练工具可以选择,帮助进行身体全面的抗阻力训练。例如:

◎ 胸部训练:器械推胸、杠铃平(斜)板卧推、哑铃飞鸟(推胸)、钢线(器械)夹胸等;

◎ 背部训练:颈前下拉、器械(钢线)坐姿划船、T型架(杠铃)俯身划船、哑铃单臂划船、钢线直臂下压等;

◎ 下肢训练:杠铃(史密斯架)蹲举、器械腿弯举、器械腿屈伸、杠铃硬拉、器械后摆腿、器械髋外展(内收)等;

◎ 手臂训练：哑铃(杠铃)弯举、钢线弯举、斜板弯举、哑铃颈后臂屈伸、钢线下压、仰卧臂屈伸等；

◎ 肩部训练：哑铃(器械)侧平举、哑铃俯身侧平举、钢线侧平举、器械(哑铃)肩上推举等；

◎ 腹部训练：器械卷腹、器械躯干(左/右)旋转等。

同时，专业的教练、康复训练师可以更加针对性的帮你设计一个符合你身体状况的训练计划，利用不同的训练工具和训练方法，帮你安全有效快速地恢复健康的身体状态。

3 综合提高糖尿病患者身体适能水平的训练方案

由于糖尿病患者会出现很多不同的并发症状，例如中风、眼睛疾病、心脏病、高血压、下肢疼痛、神经系统疾病等，所以我们需要同时注意提高患者本体感受的身体稳定、关节稳定、平衡能力，以及神经控制等方面的能力。下面讲解一些关于这些方面的训练方法。

(1)平衡垫训练——提高踝关节及下肢的稳定性

对于糖尿病患者来说，生活中我们要尽量的避免他们因为神经操控的问题而影响平衡能力，这容易让患者摔倒受伤，平衡训练至关重要。

平衡垫单腿站立是用来训练我们下肢关节稳定性的经典方法之一。我们可以选择平衡软榻，或者充气的平衡盘来完成。

图8-34整个脚掌全部踩在平衡垫上，保持膝关节微屈，并努力保证踝关节的中立和稳定，可以打开双手协助保持平衡。最初可以每条腿尽量保持30～60秒，随着稳定性的提高，可以逐渐延长时间。

图8-35当我们可以很稳定地完成第一个训练的时候，就可以进阶增加难度了。依然是单腿站立在平衡垫上，同时慢慢俯下身体，让身体和另一条腿接近水平于地面，由于改变了支撑的重心，我们需要支撑腿更多地平衡身体前后的重量。保持膝关节微屈和踝关节的稳定中立。

如果可以稳定的站立30～60秒，我们可以慢慢向左(右)旋转，改变头和非支撑腿的方向。晃动的身体更需要我们的支撑腿，身体收紧需要稳定的腿部肌肉和躯干的肌肉。可以一条腿尽量完成向左(右)各3～5次。

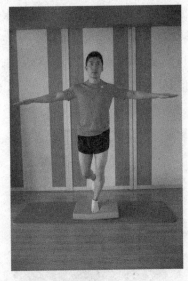

图 8 - 34

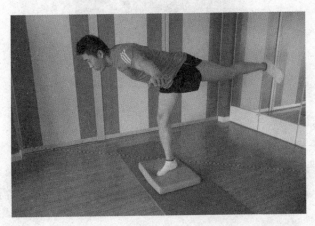

图 8 - 35

在这些训练都可以完成很好的时候,我们可以闭上双眼,重复完成以上的训练。失去了双眼对参照物的判断来辅助身体稳定,能更好地通过本体神经系统的感受来增加平衡能力。

(2)健身球靠墙静蹲

由于糖尿病患者可能会出现下肢疼痛或者关节疼痛的问题,而生活中不可避免的步行、上下台阶……这些是对我们下肢肌肉耐力的巨大考验。

健身球靠墙静蹲，是模拟在生活中下肢的受力最多的角度状态，能有效强化我们股四头肌的耐力。将健身球靠在墙上，球平贴在腰椎的部位，身体中立并垂直于地面，双腿打开与髋关节同宽，略微向前站，脚尖指向正前方，腰背部靠紧健身球。膝关节弯曲30°～45°，保持静止不动（图8-36）。每次保持3～5分钟，每次训练3～4组。

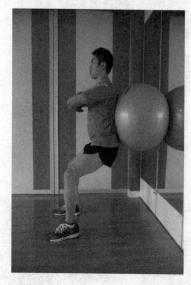

图8-36

（3）半球跳跃练习

当我们做跑步、下公交车、跳跃等动作时，踝关节、膝关节、髋关节，包括躯干都需要进行缓冲来吸收高度差带来的震荡，从而避免受伤，更需要关节有更强的稳定能力。

半球跳跃练习，就是在有弹性、较柔软的球上进行小幅度的跳跃，从而加强下肢关节的稳定性和肌肉对关节的控制能力。先站在半球上，双脚自然打开与髋同宽，微微下蹲，膝关节略微大于90°，并指向脚尖方向。向上摆动手臂纵身跳起，距离球面10～20厘米，下落时尽量保持落在原来的位置和姿态，保持膝关节弯曲略大于90°，膝关节方向指向脚尖方向（图8-37）。每组8～12次，每次训练做4～6组。

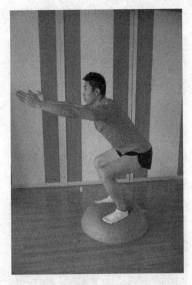

图 8－37

通过以上的 3 个训练方法，系统的进行循序渐进的练习，你会发现身体的稳定性、操控性状态会越来越好。一般初学者应根据自身的体适能水平、年龄、运动基础、场地条件、可投入的时间等因素，选取适当的强度。切忌求急、随意、莽撞，反而可能会形成错误动作，或者导致受伤。应在专业教练严格指导下，从练习的基本动作入手，在姿势、要领、动作方面做到三正确。当然，在做训练前后，我们都要针对训练的部位进行有效的伸展，防止我们在训练中受伤。

4 伸展对于健康的意义

前面我们讲了很多对肌肉训练的方法，而我们的肌肉就像是橡皮筋，总是训练会让它变的更紧更强，可是弹性也会变差。过紧的肌肉不仅会让身体某些关节产生不适疼痛，也有可能会因为运动方向、强度、环境、温度的突然变化而受伤。所以在运动前后对目标肌肉的伸展是非常重要的。

下面我们一起来看看身体的主要骨骼肌的主动伸展方法。

（1）胸大肌的主动伸展：站在一个固定垂直的支撑物（墙角、柱子、器械）的旁边，抬起手臂，大臂平行于地面，小臂平贴在支撑物上，大小臂 90°。对侧脚向前迈一小步，挺胸、收腹、沉肩、下颚微收，吸气准备，吐气时身体同步向前移动，感觉胸大肌的拉伸。保持 15~20 秒,然后换另一侧。见图 8-38。

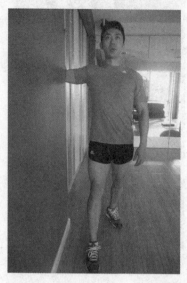

图 8-38

　　(2)背阔肌的主动伸展:双手扶在支撑物上,双腿自然开立,膝关节微屈保持稳定,身体向前俯身,到头部与手臂相平或略低,保持 15~20 秒。见图 8-39。

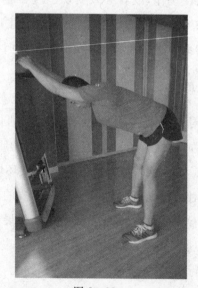

图 8-39

（3）菱形肌和中下斜方肌的主动伸展：双手握紧支撑物（立柱、树干、器械等），双脚分开保持稳定，身体向后靠，保持身体基本垂直地面，上背部拱起，肩胛骨向前，保持15～20秒。

（4）股四头肌的主动伸展：手扶着墙壁，另一只手从后面握在对侧小腿末端，踝关节上方，站直身体，折叠大小腿，让大腿前侧肌肉伸展，保持15～20秒，然后换另外一侧。见图8-40。

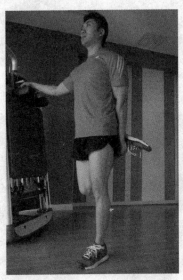

图8-40

（5）腘绳肌的主动伸展：身体挺直坐在垫子上，一条腿向前膝关节伸直，脚尖向上，另一条腿弯曲放在旁边，吸气准备，吐气时身体慢慢向前俯身（角度根据自身承受程度），不要前后弹振。保持15～20秒，然后换另一侧腿。见图8-41。

（6）三角肌中束的主动伸展：双脚自然开立，膝关节微屈，将一侧手臂向对侧内收45°，另一只手抓握在肘关节上方慢慢拉，同时身体不能有任何扭转。肩膀下沉，保持15～20秒，然后换另一侧手臂。见图8-42。

（7）三角肌后束的主动伸展：双脚自然开立，膝关节微屈，将一侧手臂抬起与地面相平并贴近胸部，另一只手握在肘关节向对侧慢慢拉，同时身体不能有任何扭转。肩膀下沉。保持15～20秒，然后换另一侧手臂。见图8-43。

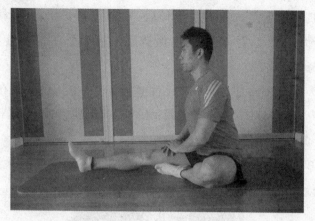

图 8-41

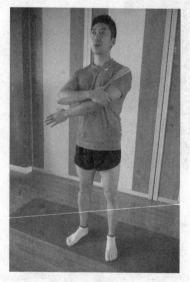

图 8-42

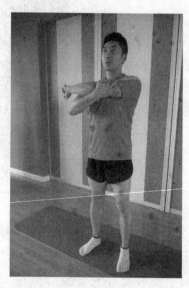

图 8-43

(8)肱二头肌的主动伸展:双脚自然开立,膝关节微屈,双手向后伸展,肘关节伸直,同时掌心从内侧旋向上方。保持 15~20 秒。见图 8-44。

(9)肱三头肌的主动伸展:可以坐在椅子上,保持身体直立,一只手从头上向后摸到对侧肩胛骨,另一只手从前方推着其大臂向后发力。保持 15~20 秒,换另一侧。见图 8-45。

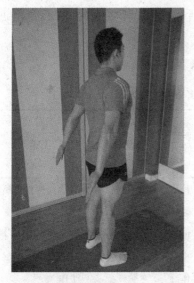

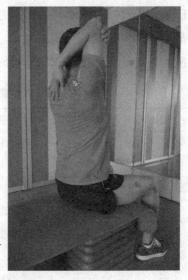

图 8-44   图 8-45

(10)腹直肌的主动伸展：平躺在垫子上，双手双腿分别向上下两端伸展，延伸。保持 15～20 秒。见图 8-46。

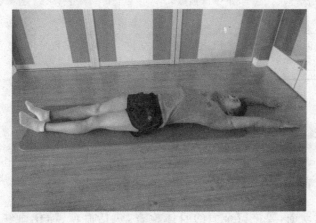

图 8-46

5 2型糖尿病患者运动方案的设计指导

一个合理有效的训练方案要包含以下内容：①低强度有氧运动做热身，

②对主要训练肌群的主动伸展,③抗阻力训练,④有氧训练,⑤核心稳定训练,⑥对所有训练的肌肉进行伸展放松。

下面给大家一个指定训练方案的参考(表 8 - 6)。

表 8 - 6　2 型糖尿病患者运动训练方案

	频率	强度	时间	种类
热身	每次训练前	储备心率的 40%～50%	10～15 分钟	散步、快走
伸展	每次训练前 每个抗阻力训练间	肌肉有伸展、拉长但没有疼痛的感觉	15～20 秒/次	主动式伸展
抗阻力训练	2～3 次/周	中低强度,每次可以完成 12～16 次的重量,每个动作3～4组	40～60 分钟/次	根据训练的目标肌肉选取 2～3 个动作
有氧训练	3～5 次/周	中低强度,储备心率的 40%～60%	20 分钟以上	快走、慢跑、单车、游泳
核心训练	3～5 次/周	中低强度	10～15 分钟	腹部、背部训练、平板支撑、卷腹等
伸展放松	每次训练后	肌肉有伸展、拉长但没有疼痛的感觉	15～20 秒/次	主动/被动伸展

(三)糖尿病患者的运动注意事项

1 运动前注意事项

第一次运动前,要进行全面的身体检查,包括血糖、糖化血红蛋白指数,血压、心脏功能(心电图及运动试验等),肾功能(尿蛋白),眼底、神经系统检查等。根据检查结果判断有无相关并发症或并发症的轻重程度,从而决定运动的方式、强度。

运动前要对血糖进行监测,低于 6 毫摩尔/升,或大于 14 毫摩尔/升则不宜运动。运动中随身携带食品避免低血糖发生(尤其是对于胰岛素治疗的患者)。

2 运动中注意事项

尽可能在餐后 0.5~1 小时参加运动。避免在运动时需要剧烈活动的部位注射胰岛素。尽量不空腹运动。运动前后各测血糖一次。中等以上运动量且持续时间较长时,运动前或运动中适当加餐。长时间大运动量的运动,如郊游、爬山时,运动中和运动后也应增加进食。

如果运动时出现低血糖症状,例如饥饿感、心慌、出冷汗、头晕及四肢无力或颤抖,应立即停止运动,并服下随身携带的食物。10 分钟后未能缓解,可再服食物,并请求其他人通知你家人或送你到医院。

3 2型糖尿病的运动时间建议

◎ 避开胰岛素分泌的高峰期,或降糖药物作用的高峰期。
◎ 建议运动时间选择在早餐后或晚餐后 1 小时进行。

4 定时定量

定时定量的饮食,定时定量的运动,定时定量地使用降糖药物。

5 合并有并发症者的注意事项

对于有并发症,但可以进行训练的患者,要注意:
◎ 高血压:做抗阻力训练时,保持均匀通畅的呼吸,特别是在发力时不能憋气;
◎ 周围血管病变:这类患者的运动强度要严格控制,用较低强度训练,并且每组训练之间,或者步行时,要进行较长时间的休息,减少运动对血管的压力;
◎ 视网膜病变:不能做抗阻力训练、潜水等活动,同时也不能做头部低于腰的动作,避免眼压过高;
◎ 周围神经病变:伸展时严格控制幅度和时间,不要过分伸展。

(四)糖尿病患者的运动强度控制

一般2型糖尿病患者适合中低强度的训练,通过前面我们讲过的"卡式公式"来进行控制。举例来说,散步、快走属于低强度训练,慢跑、单车属于中强度的训练。建议每次运动时可以佩戴心率表,随时监控心率,可以更加准确地控制运动强度,保证训练的安全性和有效性。我们也可以通过"自觉运动强度表"来自我检测运动强度。如表8-7,我们把自己对运动强度的感觉用数字来表示,散步的时候大概就是在"7"的感觉,非常轻松,6~9属于低强度训练,而10~13属于中等强度的训练。

表8-7 自觉运动强度表

数字	自我运动感觉
6	
7	非常轻松
8	
9	很轻松
10	
11	轻松
12	
13	有些吃力
14	
15	吃力
16	
17	很吃力
18	
19	非常吃力
20	

(五)糖尿病患者的运动禁忌证

◎ 血糖未很好控制。

◎ 伴有严重慢性并发症,例如心血管并发症者、肾脏并发症者、严重视网膜病变者、糖尿病足患者。

◎ 急性并发症的患者,各种感染、心或脑血管病变尚未稳定、急性代谢紊乱:a.糖尿病酮症酸中毒;b.糖尿病高渗性昏迷;c.糖尿病乳酸性酸中毒。

◎ 绝对的运动禁忌:a.各种急性感染;b.肝肾功能衰竭;c.心功能不全;新发的心肌梗死,严重心律不齐(心房纤颤、心房扑动、早搏、Ⅱ～Ⅲ度房室传导阻滞);d.急性脑血管意外(脑出血、脑梗死);e.严重肺心病,换气功能障碍。

(六)良好的生活作息习惯是健康的第一位守护者

对于糖尿病患者来说,通过运动能改善身体的状态,减少并发症爆发的概率,但并不能完全让病情痊愈。不管是医学治疗还是运动治疗,都不能从根本上解决健康的问题,前者是通过医学干预来缓解消除病症,后者是通过运动改善身体自身的环境,从而干预改善身体的健康水平。而更重要的是保证良好的作息、饮食、运动的规律,按照身体正常的运行规律,安排合理健康的作息时间,才能够巩固医学治疗的效果和保证运动治疗的有效性。良好的生活习惯,是健康的第一位守护者!

第九章

如何防治2型糖尿病并发症

RUHEFANGZHI 2 XINGTANGNIAOBINGBINGFAZHENG

一 糖尿病并发症

(一)历史上的名人

"皑如山上雪,皎若云间月。愿得一人心,白首不相离。"

西汉文学泰斗司马相如文采卓绝,词赋华丽优美,名门女子卓文君国色天香,才情奇佳,两人缠绵悱恻的爱情更是千古年来的佳话,至今两人的诗歌还活跃在我们的 QQ 状态和微信朋友圈。可在光鲜背后,你可曾知道司马相如多年来一直饱受消渴症之苦。《史记·司马相如列传》提及相如口吃而善著书,常有消渴疾,而《西京杂记》中专门记载"相如死渴"。

司马相如之后一千余年,另一位大诗人则将自己因为消渴症折磨的痛楚寄放在诗歌中:"我多长卿病",这个卿值指的即是司马相如;"大江不止渴"——严重口渴,"病身虚俊味"——食欲不振,"临餐吐更食"——恶心呕吐,及至后面的"春生更无力"——极度疲惫,"卧久尘及履"——卧床不起。这些诗句是从他400 多首诗作中寻觅得来。公元 770 年秋夜,在湖南湘江一叶扁舟上,这位饱受病痛折磨的大诗人悄然而逝。——他是唐代诗圣杜甫。

(二)危险的并发症

糖尿病进入并发症时期,也预示着人生的昏暗时代提前到来。糖尿病最凶险的并发症有:糖尿病肾病,糖尿病神经病变,糖尿病视网膜病变,心梗和脑梗。

现代医学普遍认为,糖尿病并发症存在两个特点:糖尿病后 3 年出现,发生在毛细血管丰富的地方。一般而言,糖尿病神经病变会在 3 年左右出现,4～6 年会并发心血管疾病,5～6 年出现视网膜病变,7～8 年出现肾脏病变,而更致命的心梗和脑梗则无清晰轨迹可循。

为何会称之为人生的昏暗时代呢?有三个原因:第一,相对高血糖所带来的头晕头痛、精力疲乏这些不典型的症状,并发症要凶险的多,如突然失明,面临截肢风险,心肌梗死,脑梗死,这些并发症可谓来势汹汹,杀伤惊人;第二,并发症犹如在你那高糖的身体上成长出来的邪恶之花,再难以被轻易除掉,现代主流医学的观点是并发症没法治,只能尽早发现减少危害而已;第三,那奇异的邪恶之花都能生长茂盛,说明了你身体的土壤已经彻底变质。

那么让我们先来认识这些凶险的并发症吧。

1 糖尿病视网膜病变

医学解释为:长期慢性高血糖引起视网膜毛细血管损伤,加之血液的高凝状态,易造成血栓、血瘀甚至血管破裂,在此基础上导致视网膜组织缺氧随后发生微循环损害引起视网膜病变。

好吧,这个解释比较拗口。通俗来说,眼睛是人体最清洁最干净的器官,也是最脆弱的器官之一,而它的所有营养来自视网膜的血管输送。因为视网膜微血管丰富,抗感染的能力也最差,所以患糖尿病多年,过高的糖分会不断侵蚀血管,导致血管变脆变薄;同时因为眼睛又是人体最清洁的器官,所以抗感染的能力很差,这些糖分就会引发感染,大大促进血管的损伤。这两个因素一起作用,一般在糖尿病 5 年后,某天的早晨,视网膜上许多血管会忽然破裂出血,人会突然失明。在这个过程中一个可怕的现象是,人并不会视力逐渐下降,而是血管破裂后出血范围涉及视神经之后则"突然眼前一片漆黑"。当人"突然眼前一片漆黑"之后,那很可能你从此就要永远进入这片漆黑中无法摆脱了。

那么糖尿病的患者,在"突然眼前一片漆黑"前有没有什么办法呢?

当然有,在这方面视力也许不是特别敏感,但是身体会说话,我们要做的是学会倾听。

目前医院的检查方法有以下几种。

(1)B 超和 OCT 检查:在血管破裂严重和视神经受损伤之前的一个微妙阶段可以通过这两项检测来及时发现。

(2)眼底视网膜检查:主要通过血管造影和散瞳来进行。可以更早期的发现血管的微小损伤。

(3)血液检查:医院主要根据糖化血红蛋白、C 反应蛋白这两个指标来预测,当然血液指标处于更敏感的早起阶段,指标有助于我们发现视网膜病变的趋势。

总体而言,对于糖尿病视网膜病变,医疗界没有更好的办法,除了控制血糖外就是早期发现,早期治疗,处于很被动的位置。而控制血糖的方法,除了控制饮食、降糖药物以外似乎别无他途。那么当我们明了了视网膜病变的规律和特点以后,这对我们能有怎样的帮助呢? 我们先继续了解糖尿病神经病变。

2 糖尿病神经病变

如果你觉得糖尿病对眼睛的威胁并没那么严重,那就让我们继续认识另一种并发症:糖尿病神经病变。身体的组织细胞如何与大脑进行信息沟通呢? 当然是通过分布在周身密密麻麻的神经。通过神经系统,我们感受到冷热、疼痛等等细微的变化。

糖尿病神经病变是很多糖尿病患者,最先出现的并发症,就是神经系统受到破坏。一般而言症状最初从脚趾开始,趾尖会有麻痹刺痛感,脚底会有各种不适。不过最典型的是这些症状在左右脚对称出现。左右足部症状从脚趾尖渐渐向足体部过渡,足部神经被损伤的部分最终形成了一个袜子的轮廓,对此有个更形象的称呼"袜子型感觉障碍"。同样,在手部也会出现麻痹和刺痛症状,称为"手套型感觉障碍"。

手脚的"感觉障碍"渐渐引发四肢躯干的神经障碍,人体大脑这个中枢就不能接收及指挥四肢的活动,从而出现严重的神经病变危害。

那么糖尿病手足以及人体神经病变是什么关系呢? 原来高血糖会引起血管硬化,又因为手足部离心脏最远,所以会出现供血不足,从而让血管变得更加脆弱、破裂。血管破裂,组织出现损伤,进而损伤神经系统,造成感觉异常,疼痛麻痹等渐渐出现。

早期发现足部神经病变的最好方法是音叉试验。即在脚上选择十个点感受音叉有无震动,通过这来判断脚部神经敏感程度。一般情况下,检测医生将音叉在身上拍打,让音叉产生震动,然后将震动的音叉置放在被检测者脚部。如果被检测者足部神经尚未受到损伤,则可以感受到音叉的震动;如果无法感受到音叉震动,则提示该部位神经损伤。如果选取的十个点有五个点不能正常感知,则初步判断为足部神经病变。

糖尿病神经病变会如何发展?

最早时候双脚出现疼痛麻痹感觉。中期脚底的疼痛感觉加剧到难以忍受的地步,甚至彻夜难眠。如果患者有吸烟的习惯,那很容易加重脚部组织恶性坏死,称为"坏疽"。末期的时候,麻痹疼痛不适感等全部消失。当然了这并不是说病情缓解,而是因为神经系统已经完全麻木,丧失功能,神经系统无任何感觉。换句话来说,即使把脚放在火炉上烧烤,人也不会感觉到一丝疼痛。换句话说,如果糖尿病的患者不幸走到了这一步,也是间接宣告了患者的末路。

3　糖尿病肾病

认识糖尿病肾病之前,我们有必要先认识肾脏,知道肾脏在我们人体起什么作用。

西方医学中的肾指的是正常成人位于腰两侧后方的器官,过滤血液杂质,将废物形成尿液,排出体外。肾脏相当于人体的过滤网,所以它第一个重要的功能就是净化血液。一些晚期尿毒症患者,需要定期进行透析,就是因为自己肾脏没法净化血液,废物残留在血液造成中毒,所以通过外部的装置来模拟人体肾脏的过滤作用,净化患者血液。第二个重要功能就是形成尿液并排出。全天 24 小时约有 180 升的血浆经过肾脏,但最终经过肾脏浓缩排出的终尿只有 1.5 升。不过因为尿量受到的影响因素很多,所以全天尿量在 1~2 升之间都属于正常。我们把全天尿量小于 400 毫升称为少尿,而把全天尿量高于 2500 毫升称为多尿症,超过 5000 毫升为尿崩症。可怕的尿崩症,顾名思义,尿液让膀胱崩溃,大量巨量的排尿。第三个重要功能,在形成尿液的同时,回收有用的矿物质元素,以及葡萄糖蛋白质等,从而维持体内的酸碱平衡,以及血压的稳定。那么,如果尿液中长期有很多葡萄糖那是什么?自然不一定就是糖尿病。因为糖尿病管是因为血液中糖分过高,肾脏不能全部重新吸收,而如果因为肾脏吸收的部分出现故障导致葡萄糖流失,那则只是肾脏的问题。现在的科学研究也认为肾脏具有释放肾素、前列腺素、促红细胞生成素等来调节血管的功能。

而中国传统医学则认为,肾为先天之本,所谓肾藏精,肾主水,肾主骨生髓,肾之华在发,肾主纳气,肾开窍于耳,肾闭窍于二阴。中医角度的肾脏并不是一个解剖器官,而是以肾脏这个器官为载体,承担一系列功能的战略集合体,承载了人体肾脏、肾上腺(内分泌)、脊髓及肺部,甚至生殖器、耳朵的部分功能。我们寻常听到的"肾虚伤心","肾阴不足,心阳独亢","肾阳不振,水气凌心,肾阳虚衰,寒水不化",等等,这些都是肾脏的中医延伸概念。

中医将"肾"置于一个很高的地位,如果肾出现了问题那可就是大问题。不过我们在这讨论的糖尿病和肾脏的关系是从临床医学上的肾脏器官来说起的。

糖尿病的肾病并发症出现的最晚,一般而言在糖尿病患者,血糖不能很好控制,之后 7～8 年左右,会渐渐出现肾脏病变。目前临床上一般根据糖尿病肾病的病程演变,把糖尿病肾病分为以下五期。

(1)肾小球高滤过和肾脏肥大期:这种初期改变与高血糖水平一致,血糖控制后可以得到部分缓解。本期没有病理组织学损伤。

(2)正常白蛋白尿期:肾小球滤过率高出正常水平。如果在这一期能良好的控制血糖,患者可以长期稳定处于该期。

(3)早期糖尿病肾病期(持续微量白蛋白尿期):肾小球滤过率开始下降到正常。肾脏病理出现肾小球结节样病变和小动脉玻璃样变。本期患者血压升高,经 ACEI 或 ARB 类药物治疗,可减少尿白蛋白排出,延缓肾脏病进展。

(4)临床糖尿病肾病期:病理上出现典型病理结节。持续性大量白蛋白尿(UAE＞200 微克/分)或蛋白尿大于 500 毫克/天,约 30％患者可出现肾病综合征,GFR 持续下降。该期的特点是尿蛋白不随 GFR 下降而减少。

(5)终末期肾衰竭:GFR＜10 毫升/分。尿蛋白量因肾小球硬化而减少。尿毒症症状明显,需要透析治疗。

衡量糖尿病肾病进展程度的一个重要指标,即微量白蛋白尿,它不仅表示肾小球滤过屏障障碍,同时还表示全身血管内皮功能障碍,并发现其与心血管并发症密切相关。

糖尿病引起肾病综合征与一般原发性肾小球疾病相比,其水肿程度常更明显,同时常伴有严重高血压。由于本病肾小球内毛细血管跨膜压高,加之肾小球滤过膜蛋白屏障功能严重损害,因此部分终末期肾衰竭患者亦可有大量蛋白尿。

二 糖尿病并发症的原因

1 AGES

糖基化终末产物,是引起糖尿病并发症的最重要原因。

糖是维持人类生命活动最不可或缺的物质,但过剩的糖在人体内却会不断发生变化,最终形成 AGES。

AGES 是怎么形成的呢?过剩的葡萄糖会黏附在血管上,其中有些已经变质,形成一种 amadori 的复杂化合物,然后与胶原蛋白结合形成 AGES。这种AGES 会把胶原蛋白的肽链连接到一起,使血管失去弹性。血管最重要的作用是向全身的细胞输送氧气和营养成分,而血管的主要组成成分胶原蛋白可以保持血管弹性并防止血管断裂或者硬化。但AGES形成后,胶原蛋白就失去了弹性,血管容易硬化并断裂。因为 AGES 对毛细血管的影响更大,因此毛细血管丰富的部位,如眼睛、肾脏神经等,更容易产生糖尿病并发症。

AGES 的形成量受血糖浓度、蛋白质及与高浓度糖接触的时间、蛋白质的半衰期等因素的影响。在持续高血糖条件下,糖基化反应明显加速,AGES 形成明显增加。

因为 AGES 是有害物质,所以身体的免疫细胞——巨噬细胞会不断地吞掉这些有害物质然后转移排出。不过因为 AGES 连接在胶原蛋白上,巨噬细胞吞噬的同时也将胶原蛋白带走,所以就带来两个后果:体内需要生产更多的胶原蛋白,最终造成胶原蛋白增生;巨噬细胞不断地吞噬有害的 AGES,但AGES生成的更快更多,所以体内处于慢性发炎状态,导致新的并发症。

以糖尿病肾病为例,高血糖导致 AGES 过剩,巨噬细胞吞噬 AGES,胶原蛋白生产过剩,肾脏的滤网被破坏,蛋白质流失到尿液,引致糖尿病肾病。

除此之外,AGES 的危害很多。如老年痴呆症,患者产生像老年斑一样的斑点,这些斑点积存着大量的 AGES,AGES 产生后导致脑细胞死亡,又因为脑细胞死亡后很难恢复,最终造成痴呆。AGES 还是产生皱纹的原因,它会使肌肉失去弹性和张力,进而产生皱纹。皮肤中的 AGES 甚至会变成可怕的肿瘤。AGES 对骨骼也有很大的危害,胶原蛋白也是骨骼主要成分,所以让骨骼变得脆弱,引起骨质疏松和肩酸背痛。

大量科学研究表明,血液和尿液中的 AGES 含量随着糖尿病并发症的恶化而升高,也就是糖尿病并发症病情越严重的人,其血液或尿液中 AGES 的量就越高,通过测量 AGES 的含量,可以知道糖尿病并发症的恶化程度。同时测量 AGES 的含量也有助于为治疗和预防并发症提供帮助。

2 高糖导致氧化应激损伤

线粒体是细胞内的能量工厂,葡萄糖被转运进入细胞到达线粒体加工转化成能量。但是在高糖时,线粒体氧化应激产物增多,导致线粒体分裂,形成很多片段,而抑制线粒体的分裂则降低了氧化应激损伤程度。

3 细胞因子

近年来,细胞因子在 DN 发病中的作用越来越引起人们的关注。细胞因子在 DN 发病中的作用涉及肾小球血流动力学改变、ECM 代谢、细胞增殖和细胞肥大等。与 DN 发病有关的细胞因子按其作用特点大致分为:参与肾小球血流动力学改变的细胞因子,如 IGH - 1 和 PDGF;参与细胞肥大的,如 TGF - β 和 IGF - 1;参与细胞外基质代谢的,如 TGF - β、IGH - 1 和 PDGF;参与细胞增殖的,如 PDGF 和成纤维细胞生长因子;影响胰岛素信号传递的,如 TNF - α 和 IGH - 1;参与细胞凋亡的,如 TNF - α 和 TGF - β1。上述细胞因子在血糖、AGEs、PKC、血管活性因子、血流动力学改变等因素调控下,相互影响、相互制约,构成了 DN 发病过程中复杂的细胞因子网络,其中以 TGF - β1 为核心因子。

三　防治并发症

我们一路已经经历了生命的源头——双螺旋状的 DNA 分子,跨越了数千年历史找寻文字记录上的最早记录的糖尿病案例,还不厌其烦的观察高血糖对血管的巨大破坏作用,还有,还有那些可怕的很难挽回的糖尿病并发症,置人于永久黑暗的视网膜病变,把脚放在火炉上烤也觉察不到的神经损伤,还有让肾脏再也没法正常过滤的尿毒症。除了叹息一声,我们还有更好的办法吗?

(一)疾病对我们的帮助

医学是一门充满奥妙永远在探索的学科,渐渐认识疾病和健康的本质,不仅仅在于治病,更重要的是让我们懂得敬畏生命,珍惜各人的身体,遵守自然规律,而不是随意浪费,这个层面可以理解为预防疾病。

每个人都讨厌生病,厌恶它,想着停留在生龙活虎活蹦乱跳状态,甚至永葆青春,而糖尿病对很多患者和他的家庭都是可怕的打击:后半辈子都离不开药物胰岛素,后半辈子都这样病恹恹远离高质量的生活,而且糖尿病以及引起的并发症对很多家庭也会渐渐成为一笔沉重的经济负担,导致因病致贫等问题。

但我认为生病有时候是件好事情,甚至换个角度来想,得了糖尿病也没那么糟糕。除了一小部分先天原因外,大部分的糖尿病都是因为我们长期不良的生活方式促发的(有没有相应糖尿病和并发症的基因只是决定了抵抗不良生活的能力,及发病的时间)。我们都生活在一个快节奏的社会,大家都忙着速食消费,匆忙的赶路赴约,匆忙的开心难过,匆忙的炫耀,匆忙的提早消耗自己的身体,狂傲不羁却又脆弱不堪一击,在贫瘠的精神世界和鸦片式的当代诱惑刺激面前,很少静下心来珍惜那些最淳朴真实的东西:温馨的家庭,真挚的友情,纯真的爱情和那甘甜的空气,冉冉的朝阳。至少生病的时候,许多人才头一次感受到:喔!原来这个器官对我很重要啊。比如腹泻的时候,我们才会意识到原来吃东西不卫生的确会损害胃肠道啊。腹泻难受的时候我们偶尔会静下来思考为什么会生病(当然很多人开始会变得更加歇斯底里),饱受病痛折磨的时候才重新审视生命,这也是很多从恶性肿瘤逃生、与凶险的糖尿病长期抗争幸存的人反而变得豁达开朗,改掉很多过去不好的习惯,甚至会信佛求善的原因。也许你反思过往种种坏习惯,感慨过往行色匆匆丢弃的一些宝贵的东西,反而重新寻觅到生活的真谛,那么如果说感谢这个看似可怕的糖尿病,因为它让你生命焕发不一样的光彩,你们还会觉得难以接受吗?

这就是我们一直强调的:对疾病持有敬畏心理。当你反复触犯疾病的律条时,那必然会受到惩罚。我们从第一章开始不厌其烦的从基因说起,再到细胞功能和营养与毒素的关系,再到糖尿病病程的进展和并发症的变化,就是让我们认识糖尿病的"律条",保持对糖尿病的敬畏。遵守这些"律条"的自然规律,才能从源头预防。

(二)不可触碰的律条

在糖尿病早期阶段,我们最好不要做哪些事情,才能不去冒犯糖尿病的"律条",尽量延缓并发症的到来呢?

1 减少精米面主食,以粗粮全谷物来替代

身体每天最大的血糖负担当然来自食物,想我们一辈子吃进去的食物要达到 8 吨重呢,所以控制饮食至关重要。但我们不是泛泛的提着要清淡饮食多瓜果蔬菜之类,那样不容易执行,没实际意义,我们选择最关键的:精米精面。摆在大多数人餐桌上的都是精加工的米面,口感自然好了,不过在体内也会很快被消化吸收,进入血液中变成葡萄糖,从而导致血糖升高引起一系列反应。那么我们大幅度减少精米精面,改吃粗粮全谷物,不仅能减慢食物在体内的消化吸收速度,减轻胰岛素的负担,而且因为全谷物(虽然口感可能略微粗糙)含有丰富的纤维素(这也是它能降低糖进入血液减缓血糖升高的主要原因)和矿物质,所以对人体而言更有营养。也许刚开始您还不习惯于粗粮的口味,但你很快就会喜欢上它。粗粮的丰富纤维还能润滑肠道,改善便秘等肠道问题,益处多多。

推荐粗粮:建议用糙米、全麦、有机黑米、有机薏米替代主食;玉米、山药、红薯作为补充的零食。另外选择有机绿豆、黑豆等豆类,不但能改善口感,而且

因为豆类和谷物的氨基酸能够互补,共同食用可以极大提高营养价值。

2 定量进食,少食多餐

我们倡导健康的生活方式,但不是痛苦的很难坚持的方式,否则生活也会少了很多重要的乐趣。那么给自己设立一个目标,不痛苦的就能调整自己饮食习惯:少食多餐,早餐和中餐可以多吃,但晚餐一定控制食物量。怎么样?这个建议没那么可怕吧。面对钟情的美味你依然可以大快朵颐,只要注意好生物节奏,少量多餐,那么这些食物对你身体造成的负担就能减到最小,我们的胰岛素就能游刃有余的处理好他们而不会造成危害。

3 坚持优质植物油、橄榄油、山茶油,以及坚果类,减少动物脂肪和不良的坏脂肪酸

为什么着重强调脂肪呢?首先因为坏的脂肪酸比如动物脂肪酸,人工合成的脂肪酸,以及一些称作 ω-6 的脂肪酸会对人体合成胰岛素以及处理血糖造成很大的干扰。比如坏的脂肪酸会堆积在血液中影响胰岛素对葡萄糖的作用,另外因为坏的脂肪酸在体内很难被分解利用掉,所以葡萄糖无法顺利转化储存起来,导致过多的葡萄糖在血液中游离;另外 ω-6 脂肪酸是人体需要的脂肪酸,但是它含量过高时会引起过多的炎症,损伤胰腺组织,降低胰岛素的合成分泌。我们每天至少要吃进去 30 克油,如果把普通的不好的脂肪酸替换,换成好的营养的脂肪酸,举手之劳,却能减轻体内的炎症,同时不饱和脂肪酸还是细胞膜的重要原料,促进胰岛素将葡萄糖转运到细胞内,一举多得。

4 坚决不吃油炸食品,并多选用蒸、炖等低油量煮食方式

这条其实是对第三条的补充。油炸食品固然好吃,不过那是以欺骗你的味觉为代价的,用健康的烹饪方法,如蒸、炖等,最大程度保留食物营养,而且还能做到清淡,清淡才是生活的本来味道,悠久而又唇齿留香。享受食材的味道吧,而不是调味剂的味道。

5 适量补充蔬菜、水果、粗粮等含高膳食纤维的食品

爱上蔬菜和水果吧,因为蔬菜和水果消化地比较慢,所以不用特别难受的你就可以渐渐减少食量;同时因为蔬菜水果的纤维包裹住碳水化合物让它更加缓慢地被分解,葡萄糖缓慢进入血液,胰岛素有秩序地将它们带入细胞内利用生成能量。另外水果蔬菜中不仅含有丰富纤维,还含有丰富的植物醇类,它们是肠道益生菌的最佳食物,肠道健康的生物环境也能让食物得到更充分的吸收利用。

(三)主动的战争

我们前面很大部分气力在于帮助诸位认识糖尿病从基因层面到并发症这一系列变迁中的种种律条,认清这些律条并遵守只是一个方面,我们更加要注重的是寻找到糖尿病本身的弱点主动进攻,把与糖尿病的斗争当做一场战役,在我们站稳脚跟的情况下开始主动出击。如何主动出击?需知我们生病缺的不是药丸,而是营养,食物中的营养素剂量达不到治疗的效果,而且补充起来需要很大的量,比如维生素C,我们可以吃2片500毫克的维生素片,也可以选择吃25个橙子。没错,25个!

1 维生素C

我们日常补充的维生素C本来就很难达到300毫克的基本需要量,何况糖尿病患者因为体内应激压力,对维生素C的消耗还会增加,如果能适时补充反而会带来意外疗效。一位年长的患者,每天都坚持服用80国际单位胰岛素,达10年之久,但在他因前列腺感染时,每天摄取4000毫克维生素C后,医生便渐渐减少他对胰岛素的服用直至最后完全停止,后续检测观察到,他的尿液中也不再含有糖了。建议每天补充1~2克为佳。

2 维生素E

维生素E不仅仅是一种抗氧化剂,还能阻止糖尿病并发症的风险,它会减弱糖基化终末产物的合成,还能保护血管系统,保护眼睛血管的弹性。每天补

充 600～1000 国际单位为佳。

3 B 族维生素

糖尿病患者因为多尿以及对肾脏带来的额外负担,B 族维生素流失严重,所以需要特别补充。一般 B_6 需要补充 100 毫克,B_{12} 为 500～1000 毫克,其余 B 族为 50 毫克左右。补充 B 族维生素在细胞层面有利于能量代谢,促进葡萄糖利用,更重要的是可以维持正常神经功能,减轻并发症时神经疼痛。

4 α-硫辛酸

上至人类,下至微生物,硫辛酸对所有的有机体而言,都是一种必须的能量代谢辅助因子。补充硫辛酸可以改善糖尿病患者的胰岛素功能以及葡萄糖代谢。大量的科学实验发现,每天补充 600 毫克硫辛酸的糖尿病患者,过瘦的糖尿病患者表现出较佳的胰岛素功能,同时葡萄糖消耗减缓,而过胖的患者胰岛功能也在改善,两类人的乳糖及丙酮血含量均降低,说明葡萄糖代谢变好,这有助于降低血糖药物剂量。建议剂量 100～200 毫克。

5 武靴叶

一种传统的印度草药。在印度它用于治疗糖尿病有数百年历史,通过研究发现从这种植物中提取的精华能降低空腹血糖水平,减少人体对胰岛素的需求,增加人体中胰岛素产量,有助于修复胰岛细胞及再生。推荐剂量:每天服用武靴叶提取物 150 毫克。

6 矿物质铬、镁、锌等

矿物质的补充永远是联合补充效果最佳。铬是葡萄糖耐量因子的重要组成元素,而镁和锌不但促进铬的利用,而且作为细胞的必需成分以及酶类的重要催化元素,他们对人体的作用远远超乎想象。建议:镁 200 毫克,锌 30 毫克,铬 200 毫克为佳。

第十章

营养基因组对个体健康的启示

YINGYANGJIYINZUDUIGETIJIANKANGDEQISHI

联合国儿童基金会的资料显示,目前世界上每天就有一万五千名儿童死于营养不良;而与此同时在一些欧美国家,肥胖则逐渐成为新的健康杀手。营养不良和营养过剩所产生的恶果是这样的直观。那么如果从现代生物医学科学的角度来看待营养、遗传和健康的关系,又是怎样一副图景呢?在本书的最后一章,我们就将带您从宏观的角度来探讨营养基因组导向下的个体化健康管理这一问题。

1 我国传统医学对饮食与健康的关注

我们中国有句俗话,叫做"民以食为天",这是在说吃饭的重要性。我国汉代杰出的医学家张仲景(150年—219年)在他的著作《金匮要略》里就曾经提到"服食节其冷热苦酸辛甘",这里一个"节"字,将饮食应该注意质和量两个方面的合理性表达明白。此外,我国唐代的"药王"孙思邈(541年或581年—682年)在他所著的《千金要方》中曾经提到:"安身之本,必资于食……不知食宜者,不足以养生也",这就是说一个人身体的健康跟饮食是密切相关的,只有合理的安排膳食和营养结构,才能够对身体有所保养。此外,在疾病预防的过程中,孙思邈还非常重视食物的作用,他提出:"夫为医者,当须先洞察病源,知其所犯,以食治之;食疗不愈,然后命药。"这是关于食物能够预防、延缓甚至治疗疾病的最早的医学表述。可以说,我国传统医学一直以来都对我们平时的饮食习惯对人体健康的影响有所关注。

2 营养基因组学的现代医学研究

这些年来,随着生物医学,遗传流行病学尤其是营养基因组学的发展,学者们对于饮食习惯,营养和健康的问题又很多新的认识。比如在 20 世纪 80 年代早期的一项研究结果表明,如果美国人能够采取更加合理健康的饮食习惯,结合科学的健康管理手段,那么美国的癌症发病率将降低 35%。那么从生物医学的角度来看,为什么营养摄取和饮食习惯会跟身体健康有联系呢?

我们知道,我们日常所摄取的饮食,实际上是数千种生化物质的混合物,这些物质有的可能会对身体造成潜在的损害,比如我们常吃的肉类中往往含有低密度脂蛋白,目前有大量的研究都表明这种物质跟心血管疾病的发生存在着强烈的关联。而食物中尤其是蔬菜中所包含的一些其他物质,比如萝卜硫素(sulforaphane),姜黄素(curcumin),番茄红素(lycopene)以及茶多酚(tea poly-phenols),则是非常著名的具有抗癌功效的营养素。那么可能有的读者要问了,既然我们知道哪些物质好,哪些物质不好,那我们平常只要多吃那些"好"的东西,少吃那些"坏"的东西就行了,为什么还要谈什么"营养基因组"这么复杂的问题呢? 事实上,我们人类每个个体并不是一样的,在前面的章节里我们也谈到了,我们人类的基因组中大约每隔 1000～2000 个核苷酸就会有一个多态性变异,从某种意义上来说,这些多态性变异构成了人类个体间的差异,这里面就包括了对营养物质的代谢和相互作用的个体差异。我们古语有所谓"吾之蜜糖,彼之砒霜"的说法,用在我们营养基因组学的语境下就是说同样的营养品,对于一些合适的人可能会是灵丹妙药起到延年益寿的作用,而对于一些不合适的人却可能是毒药。摄取同样的营养物质,却由于个体的差异而产生不同的效果,就是这个意思。打个比方来说,我们知道叶酸(folic acid),尤其对于婴幼儿来说,是一种非常重要的营养物质。研究表明叶酸摄入不足可能会导致神经管缺陷,唐氏综合征甚至癌变。在这种情况下,如果叶酸代谢途径中的某个基因上存在一个多态性变异,这个变异有可能降低叶酸的代谢效率,如果我们有了这方面的知识,那么就可以通过适当的饮食调控手段来重新把幼儿体内的叶酸代谢水平调节到一个正常的范围内。再打个比方,例如刚才提到的低密度脂蛋白 LDL,目前已经有研究证实了低密度脂蛋白受体中的基因变异可以影响到个体血清中的 LDL 浓度,而这一浓度的高低又直接决定了心血管疾病的危险程度。也就是说,有些人可能由于低密度脂蛋白受体基因中的某个变异,使得其血清中经常堆积了大量的 LDL 而无法清除,久而久之这种持续的状态会大大增加这个人将来得心血管疾病的可能性。对于这种个体,就应当平常注意饮食调节,尽量少用或者不要使用 LDL 含量较多的膳食。

截至目前,生物医学界虽然还在对营养基因组学进行着深入大量的研究,但是基本上对以下一些问题已经达成了共识,这些共识包括以下几方面。

◎ 营养不良会增加疾病发生的可能。

◎ 人类基因组的构成不仅可以影响人们对于营养物质的摄取和代谢,同时膳食中摄取的营养物质还可以通过改变基因表达甚至基因结构而对人类基因组产生反作用。

◎ 个体的基因组变异决定了膳食和健康的相互作用模式。

◎ 一些营养代谢相关的基因(及其变异)会对一些重大慢性疾病的发病和发展产生重要的影响。

◎ 营养基因组学的知识如果运用得当,可以用来预防、延缓甚至治愈疾病。

3 营养基因组导向下的个体化健康管理重点

以上所讲的都是学术界的研究,然而作为一个普通人,我们无法像学者或者医生那样及时掌握医学研究领域的最新动态,但是我们大家肯定都关心自己的健康,那么我们能够为自己的健康做什么呢? 我们又该如何利用当代最新的医学研究成果来为自己的健康服务呢? 下面笔者就将逐一探讨在营养基因组导向下的个体化健康管理中应该注意的几点和可能存在的问题。

首先,了解自己。这里我们说的了解自己不是简单的通过主观感受来了解自己的需求,而是需要借助于现代基因组学、表达组学以及蛋白组学的一些技术手段,从分子的层面了解自己。本书前面的大量事例都证明了这么一个事实,那就是营养摄取是因人而异,或者说因每个人特有的基因变异而异。因此,任何个性化的健康管理的第一步都应该是了解自身,知道你的哪些基因存在变异,这些变异又可以影响到哪些营养物质的代谢和调节。这些东西说起来很玄,似乎离我们平常人很远,都是学术界的研究课题。但事实上,在美国已经有好几家生物技术公司开始提供这类服务了,其中最有名的就是 23andme 公司(中文译名应为"23 和我",公司名称大约是来源于人类一共有 23 对基因组这一事实)。这家公司从 2007 年成立起就开始接受消费者的委托,对其个体基因组变异进行检测并注释,为消费者提供个体基因组的咨询服务。值得一提的是这家公司在成立之初曾经获得过谷歌公司 390 万美元的直接投资。截止到 2013 年 11 月,该公司已经为累计为全世界五十多万名消费者提供了包含上百个疾病、六十多种性状(其中包括营养物质代谢)以及 25 种药物依赖的分析报告和个体遗传咨询。就在笔者成书数日前有消息称美国的食品卫生总署(FDA)对该公司发出警告,要求其保证基因检测数据的真实性,并禁止该公司继续提供有偿服务。这一事件就目前来说虽然对这一行业造成了一定的不利影响,但是从发展大趋势的角度来看,笔者相信在未来 10～20 年内,个体化医疗和健康管理应该会成为生物医学科学的主流产业。截至本书成书为止,限于资金和技术的障碍,我国国内开展类似服务的公司较少,不过笔者相信随着我国经济实力的进一步增长,人民生活水平和对自身健康的关注将不断的提高,这类基因组咨询和健康管理服务公司也将在我国出现并服务于我国的消费者。

　　其次,注意功能性食品、膳食营养补充剂和保健营养品的摄取。所谓的功能性食品是指具有营养功能、感觉功能和调节生理活动功能的食品。我们常见的比如针对中老年人群的高钙奶、针对成年人群的降脂牛奶以及针对儿童生长发育而特制的所谓益智奶等,就属于此类。通过对这类食品的补充,可以帮助有需要的人群强化某种特定的营养成分,从而起到维持身体健康的效果。所谓保健营养品是指一类能够对疾病起到预防和改善作用的具有生物活性的天然物质。比如对于一些患有老年性关节炎的患者来说,适当的补充葡萄糖胺(glucosamine)和硫酸软骨素(chondroitin sulfate)可能就是不错的选择。在美国已经有大量研究都表明这两类营养品可以对老年性关节炎症状起到显著的改善。对于这类慢性疾病而言,与风险较高的外科手段相比,这类以营养品来对疾病进行逐步改善的方法似乎更加可取。当然,尽管现在大量的科研结果表明这些膳食补充剂和保健营养品会对我们的健康产生很多正面的作用,但是我们在使用的过程中仍需谨慎小心。由于这类营养品在我国并不被认定为是药品,因此国家对其监管力度就相对较为宽松,这也给了很多不法之徒以浑水摸鱼的机会,消费者还应当谨慎选用。

4 营养基因组导向下的个体化健康管理存在的问题

就像上面我们所讨论的,目前大量的研究都支持营养基因组导向下的个体化健康管理有一个非常诱人的前景,不过作为一个新型的课题,它还存在着很多这样和那样的问题没有解决。比如说,就目前而言,基因组、表达组以及蛋白质组的检测费用还较为昂贵,如何才能使这个费用降低到普通的消费者可以承受的地步? 我们拿到了相关数据之后,又该如何有效的整合这些数据,并把这些数据有效的解读给没有受过任何相关科研训练的普通的消费者,让他们真正的通过科学数据来更加的了解自身? 又比如现在存在很大争议的所谓"转基因"食品将来会对我们的健康产生什么影响? 目前流行的一些保健食品中的有效成分究竟是什么,我们又该如何适度食用这些营养添加剂而不致过量? 再比如究竟哪些基因变异会对我们获取特定的营养物质产生阻碍,又或者哪些变异会使我们特定疾病的发病概率有所提高? 以上这些问题都是目前学术界研究的热点问题,相信随着科研力度的加大,在不远的将来,这些问题都将得到一一解答。

在本书的最后,笔者还想提醒读者,尽管个体化的营养健康管理对于维持个体健康方面有着很好的前景,但是这些由私人公司提供的面向消费者的服务并不是无偿的,尤其是目前基因检测的费用还无法列入公共医疗保险报销项目,作为消费者的我们应该理性地做出选择。当然,尽管如此,基于营养基因组学的个体化健康管理在未来的疾病预防和治疗方面必然会扮演着越来越重要的角色。随着生物医学领域的科学家们越来越深入的研究,我们会慢慢了解营养物质是如何和我们每个人自身的基因相互作用的,这些知识都可以帮助我们更加了解我们自己,同时提高我们的健康程度,并且不断地降低检测成本和费用。就像我们在第三章中讨论过的作为第一代"个体化医疗"的药物基因组学一样,营养基因组学导向下的个体化健康管理作为一个新兴的学科,也将开启所谓的"第二代"个体化医疗的时代,而这所有的一切都只有一个目的,那就是让我们生活的越来越健康,越来越好!

附录一 || 营养基因组健康管理指南使用手册

一、治疗型生活方式改变

1.饮酒

不建议糖尿病患者饮酒。饮酒时需把饮酒中所含的热量计算入总能量范围内。酒精可能促进使用磺脲类或胰岛素治疗的患者出现低血糖。每天不超过 1~2 份标准量。

（一份标准量为：啤酒 350 毫升，红酒 150 毫升或低度白酒 45 毫升，各约含酒精 15 克）

2.限盐

食盐摄入量限制在每天 6 克以内，高血压患者更应严格限制摄入量。限制摄入含盐量高的食物，例如味精、酱油、加工食品，调味酱等。

3.戒烟

吸烟有害健康，尤其对高血压患者。应停止吸烟。吸烟促发心血管疾病的发病机制主要是：吸烟使血管内皮功能紊乱，血栓生成增加，炎症反应加强及氧化修饰。

4.饮食调整

（1）低血糖指数饮食

◎ 主食五谷类：粉丝、荞麦、黑米、通心粉。

◎ 水果类：樱桃、柚子、草莓、生香蕉、木瓜、苹果、梨、哈密瓜、桃子、橙子、葡萄。

◎ 蔬菜类：菠菜、海苔、海带、豆芽、大白菜、小白菜、黄瓜、生菜、蘑菇、芹菜、油菜、茄子、西兰花、卷心菜、韭菜、花椰菜、青椒、金针菇、平菇、香菇、大葱、洋葱、番茄、干香菇、藕。

◎ 豆类：大豆、冻豆腐、豆腐干、刀豆、绿豆、鲜豆腐、扁豆。

◎ 肉蛋类：鸡蛋、鱼肉、虾仁、蟹。

◎ 奶类及饮料类：酸奶、牛奶、奶油、脱脂奶、番茄汁、苹果汁。

（2）抗炎饮食

大麦、糙米、小米、米浆、鱼类及鸡肉、豆类、杏仁、腰果、核桃、夏威夷果、芝麻、南瓜籽、杏仁奶、绿叶菜、花椰菜、芥蓝菜、芹菜、橄榄油、亚麻仁油、柑橘类、柠檬、草莓、蓝莓、肉桂粉、姜黄粉、大蒜、姜、凤梨、银杏。

（3）高膳食纤维饮食

丝瓜、冬瓜、茄子、竹笋、生菜、牛蒡、花菜、四季豆、番茄、毛豆、红豆、花豆、番石榴、橘子、水蜜桃、猕猴桃、李子、米糠、燕麦麸、黑麦、燕麦、糙米、麦片、小麦胚芽、海带、褐藻、杏仁、花生、芝麻、菌菇类。

5.一日饮食种类及数量

（1）米、面：200～250 克（多选粗杂粮，用薯类代替部分主食）。

注：①身高＞175 厘米、中度体力劳动者，主食量可适当增加。②热量互换原则：薯类（紫薯、南瓜、芋头、山药）2 两 ≈ 米面 1 两。

（2）肉类：建议多选食鱼类，次选禽类，少选大动物肉，不选肥肉、动物油脂和含胆固醇的高动物食品。

（3）奶 250 克、蛋 5 克、豆制品 150～200 克。

（4）蔬菜（深色茎叶类）500～750 克、低糖水果适量。

注：①空腹血糖＜7 毫摩尔/升，餐后血糖＜11 毫摩尔/升时可在两餐中适当选食低糖水果。②低糖水果（含糖量＜10 克/100 克）：西瓜、橙子、柚子、柠檬、桃子、李子、杏、枇杷、菠萝、草莓、樱桃、黄瓜、西红柿等。

（5）菌类 50 克、干果类少量、油脂 25～30 克。

（6）每天饮水 2000 毫升左右。

（7）烹调方法：多用蒸、煮、凉拌，少用煎、炸、炒，减少高热量油脂的摄入。

二、医疗级功能营养素的应用

◎ 铬：100～400 微克

◎ 钒：400～2000 微克

◎ 维生素 E：400 国际单位

◎ 维生素 C：250～1000 毫克

◎ 柑橘属生物黄酮类化合物：200～1000 毫克

◎ 维生素 B_{12}：10～100 微克

◎ 叶酸：400～800 微克

◎ 维生素 B_1：5～25 毫克

◎ 维生素 B_2：3～10 毫克

◎ 硒：100～200 微克

◎ 铜：1～2 毫克

◎ 锌：15～30 毫克

◎ ω-3：2～6 克

注：在医师、营养师、健康管理师指导下进行。

三、运动改变基因表达

1.有氧训练是糖尿病患者康复的第一法宝

（1）有氧训练一：快走

动作介绍：快走是有氧训练中最有效安全的训练之一，它能够帮助普通人提高心肺功能，也能有效地减少身体脂肪，提高细胞对胰岛素的敏感度。

适合人群：适合大部分刚开始进行有氧训练的人群，包括老年人、肥胖人群。

（2）有氧训练二：慢跑

动作介绍：慢跑是一种适合几乎所有人的运动，相比较快走来说强度较大，能更有效的达到有氧训练的目的，例如减脂、提高心肺功能、改善身体对糖分的降解。

但同时对膝关节和髋关节压力也较快走大。需要关节更稳定，下肢肌肉群的耐力更好。

适合人群：适合有一定有氧训练基础的人，躯干及下肢关节没有病痛并且较为稳定。

（3）有氧训练三：单车

动作介绍：单车是一种很普遍的有氧训练的项目，对于糖尿病患者来说，这里推荐在健身中心里的磁力单车。这类单车的设计更符合对关节的保护和下肢发力的角度,可以随时调整运动强度,更安全有效。

适合人群:适合肥胖、体重过大、关节、身体稳定较差、腰椎有病痛的人群。

(4)有氧训练四:游泳

动作介绍:游泳是一种几乎适合所有人的运动,水中的运动不仅可以让人消耗更多的热量,有助于减掉多余的脂肪,水产生的阻力还可以帮助训练身体的肌肉。同时水的浮力可以减轻体重对于关节的压力,对于关节有病患的人同样适合。

适合人群:适合所有的健康人群,包括老年人、孕妇、儿童、肥胖症等都可以在水中进行训练。

2.抗阻力训练及稳定性训练是健康强而有力的发动机

在专业教练指导下进行。

3.糖尿病患者的运动注意事项

(1)运动前:第一次运动前,要进行全面的身体检查,包括血糖、糖化血红蛋白指数,血压、心脏功能(心电图及运动试验等),肾功能(尿蛋白),眼底、神经系统检查等。根据检查结果判断有无相关并发症或并发症的轻重程度,从而决定运动的方式、强度。

运动前要对血糖进行监测,低于 6 毫摩尔/升,或大于 14 毫摩尔/升则不宜运动。运动中随身携带食品避免低血糖发生(尤其是对于胰岛素治疗的患者)。

(2)运动中:尽可能在餐后 0.5~1 小时参加运动。避免在运动时需要剧烈活动的部位注射胰岛素。尽量不空腹运动。运动前后各测血糖一次。中等以上运动量且持续时间较长时,运动前或运动中适当加餐。长时间大运动量的运动,如郊游、爬山,运动中和运动后也应增加进食。

如果运动时出现低血糖症状,例如饥饿感、心慌、出冷汗、头晕及四肢无力或颤抖的现象时,应立即停止运动,并服下随身携带的食物。10 分钟后未能缓解,可再服食物,并请求其他人通知你家人或送你到医院。

(3)2 型糖尿病的运动时间建议:a.避开胰岛素分泌的高峰期,或降糖药物作用的高峰期。b.建议运动时间选择在早餐后或晚餐后 1 小时进行。

(4)定时定量的饮食,定时定量的运动,定时定量地使用降糖药物。

(5)对于有并发症,但可以进行训练的患者,要注意。

◎ 高血压:做抗阻力训练时,保持均匀通畅的呼吸,特别是在发力时不能憋气。

◎ 周围血管病变:这类患者的运动强度要严格控制,用较低强度训练,并且每组训练之间,或者步行时,要进行较长时间的休息,减少运动对血管的压力。

◎ 视网膜病变:不能做抗阻力训练、潜水等活动,同时也不能做头部低于腰的动作,避免眼压过高。

◎ 周围神经病变:伸展时严格控制幅度和时间,不要过分伸展。

(6)糖尿病患者的运动强度控制:一般 2 型糖尿病患者适合中低强度的训练。举例来说,散步、快走属于低强度训练,慢跑、单车属于中强度的训练。建议每次运动时可以佩戴心率表,随时监控心率,可以更加准确的控制运动强度,保证训练的安全性和有效性。

4.运动方案

运动方案参照第八章表 8-6。

附录二 ‖ 中国糖尿病医学营养治疗指南 (2010版)：营养素推荐（节选）

1.能量

◆ **背景**

能量控制对于糖尿病乃至预防糖尿病相关风险均至关重要。一方面要求符合中国居民膳食推荐摄入量，满足营养需求，防止营养不良的发生；另一方面需要控制相应的能量摄入，以期达到良好的体重以及代谢控制。能量摄入的标准，在成人以能够达到或维持理想体重为标准；儿童青少年则保持正常生长发育为标准；妊娠期糖尿病则需要同时保证胎儿与母体的营养需求。最理想的基础能量需要量测定为间接能量测定法，并结合患者的活动强度、疾病应激状况确定每天能量需要量。但由于间接能量测定法受仪器、环境等因素的限制，也可以采用多元回归的经验公式进行估计，或者采用通用系数方法，每人按照25～30千卡/（千克·天）计算基本能量摄入推荐，再根据患者的身高、体重、性别、年龄、活动度、应激状况调整为个体化能量标准。

◆ **证据**

由于近60％的糖尿病患者属于超重或肥胖，因此其能量推荐标准需要考虑能量平衡代偿和减肥等因素。短期研究表明，适度减肥可使2型糖尿病患者胰岛素抵抗减轻，并有助于改善血糖和血脂状况，降低血压。长期研究（≥52周）表明，药物减肥对于2型糖尿病患者，可适度减轻体重，降低HbA1c水平。运动不但具有减肥效果，还可改善胰岛素敏感性、降糖及有助于长期维持减肥效果等功能。但是，大多数人不能长期坚持减肥计划，这与中枢神经系统在调节能量摄入和消耗方面发挥重要作用有关。运动结合饮食生活方式调整，有更好的减肥效果。极低能量饮食（≤800千卡/天），可迅速减轻2型糖尿病患者体重、改善血糖和血脂状况。但该治疗非常难以坚持且终止后容易出现体重反弹。因此，极低能量饮食不适宜用于长期治疗2型糖尿病，应当考虑结合其他

生活方式干预措施

2.蛋白质

◆背景

根据膳食营养素参考摄入量（DRIs）的推荐，可接受的蛋白质摄入量范围为占能量摄入10％～35％。而美国和加拿大的成人平均蛋白质摄入量占能量摄入的10％～15％。优质蛋白来源的定义是，PDCAAS（经蛋白质消化率校正的氨基酸评分）评分高且能够提供9种必需氨基酸，例如，肉类、禽类、鱼类，蛋、牛奶、奶酪和大豆。不属于优质蛋白的食物来源包括：谷物类、坚果和蔬菜、水果。

◆证据

糖尿病患者的蛋白质摄入量与一般人群类似，通常不超过能量摄入量的20％。在健康人和2型糖尿病患者中开展的大量研究表明，食物蛋白质经糖异生途径生成的葡萄糖并不会影响血糖水平，但会导致血清胰岛素反应性升高。在糖尿病患者中开展的小规模、短期研究显示，蛋白质含量＞20％总能量的饮食可降低食欲，增加饱腹感。不过，目前尚无充分研究显示高蛋白饮食对能量摄入、饱腹感、体重的长期调节的影响，以及个体长期遵循此类饮食的能力。蛋白质的不同来源对血糖的影响不大，但是植物来源的蛋白质，尤其是大豆蛋白质对于血脂的控制较动物蛋白质更有优势。研究发现，乳清蛋白具有降低超重者餐后糖负荷的作用，可有效减少肥胖相关性疾病发生的风险。

3.脂肪

◆背景

脂肪是重要的供能物质，糖尿病条件下对脂肪的关注主要在于摄入不同种类/剂量脂肪后对糖代谢、胰岛素抵抗及血脂的影响，及其随后表现在各系统器官的后果。有明确的研究证据表明，长期摄入高脂肪膳食可损害糖耐量，促进肥胖、高血脂和心血管病的发生。自上世纪认识到过量脂肪摄入对患者长期心血管健康有不良影响后，减少脂肪摄入总量就成为糖尿病营养治疗中重要的环节。各种研究证据均指出，脂肪占总能量摄入不宜超过30％。20世纪90年代以来，随着对各种类型的具有预防和治疗性作用的脂肪的深入认识，出现了越来越多对膳食和/或营养制剂中脂肪种类、比例及摄入量进行调整的临床和流行病学研究。但是,专注于以糖尿病患者为特定研究对象的膳食脂肪摄入的随机对照研究很少,大部分此类研究主要以非糖尿病患者为对象。

◆ 证据

(1)脂肪摄入量

近 10 年中国人群食物摄入的显著变化特点之一,是脂肪摄入量逐渐攀高,尤其在城市人群中,脂肪在成人食物能量来源中的占比已从 1991 年的 27.7%上升至 2004 年的 33.1%,且还在逐年上升。对糖尿病患者,国内部分地区有专项调查研究发现,其脂肪摄入量往往比一般未患病者更高。有的系统评价证据表明,过高的脂肪摄入量可导致远期的心血管病发病风险增加,并导致不良临床结局。将脂肪总量占供能比控制在 30% 以下,具有显著的风险控制意义。

(2)饱和脂肪酸及反式脂肪酸

由于饱和脂肪酸和反式脂肪酸是导致血 LDL - C 升高的主要因素。因此,考虑长期心血管健康,膳食脂肪模式应保持较低的饱和脂肪酸和反式脂肪酸水平。然而,迄今不同饱和脂肪酸及反式脂肪酸比例的临床研究主要针对的是其与心脑血管疾病结局的关系,尚无专门针对糖尿病患者的类似研究。由于两类患者中面临的长期心血管风险具有相似性,本指南采纳有关心血管研究的Meta - 分析证据。2000 年的 Meta - 分析发现,膳食中的反式脂肪酸增加可显著升高血 LDL - C,并导致 HDL - C 水平降低。同时,观察性研究中发现,对于无糖尿病患者,过高的膳食反式脂肪酸摄入与糖尿病发生之间有显著相关性。20 世纪 90 年代的 2 项 Meta - 分析还发现,将膳食中饱和脂肪酸成分替换为不饱和脂肪酸或碳水化合物后,可看到 LDL - C 水平下降。

(3)多不饱和脂肪酸

多不饱和脂肪酸(Polyunsaturated Fatty Acid,PUFA)是一类分子中含 2个或 2 个以上双键的不饱和脂肪酸。按照首个不饱和键的位置,哺乳动物体内的多不饱和脂肪酸分为 4 族,即 ω - 3,6,7,9。

(4)单不饱和脂肪酸

Meta 分析发现,单不饱和脂肪酸(Monounsaturated Fatty Acid,MUFA)对于血脂和脂蛋白水平的改善有促进作用。在健康人中进行的随机对照研究还发现,在不增加总脂肪摄入量的前提下,提高膳食单不饱和脂肪酸的比例,有助于改善糖耐量。1998 年的一项 Meta-分析发现,在体重正常的 1 型糖尿病患者中,采用 MUFA 替代部分碳水化合物(淀粉为主,低膳食纤维及高血糖指数模式)后,观察到血脂水平有显著改善。然而,在几个对照研究中观察到,采用富含膳食纤维和低血糖指数食物的高碳水化合物膳食模式,可以改善糖尿病患者的代谢紊乱。

事实上,若仅强调 MUFA 在特定膳食模式下对脂代谢的改善作用,而不考虑其作为脂肪过量摄入造成的不良影响,有因忽略过量摄入脂肪而造成体重增加的风险。因此,MUFA 作为较好的膳食脂肪来源,在总脂肪摄入中的占比宜达到 10%～20%,同时应强调脂肪占总能量摄入不应超过 30%。

（5）膳食胆固醇

临床前瞻性队列研究发现,糖尿病患者大量摄入胆固醇将显著增高其心血管病患病风险。限制膳食胆固醇摄入量对临床长期结局影响的证据,主要源于在非糖尿病患者和 1 型糖尿病患者中进行的研究。

上述研究证据均支持限制膳食胆固醇摄入有助于控制血胆固醇水平。因此,建议将膳食胆固醇摄入限制在 300mg/d 以内。

4.碳水化合物

◆背景

碳水化合物对血糖水平与胰岛素分泌具有重要影响。因此,合理摄取碳水化合物成为影响糖尿病患者病程进展的重要内容之一。

◆证据

中国营养学会在普通人每天膳食推荐量中提出碳水化合物应占成人每天摄入总能量的 55%～65%,糖尿病患者的碳水化合物推荐摄入量比普通人群略低。但是,在接受减重治疗的肥胖糖尿病患者中,有两项随机对照试验发现,摄入低碳水化合物饮食的受试者与摄入低脂饮食的受试者相比,6 个月后可减轻更多的体重,1 年后的体重减轻幅度组间则无明显差异。同时可见低碳水化合物饮食组血清甘油三酯和 HDL-C 的变化较常规碳水化合物膳食组更令人满意。最近的一项 Meta-分析显示,低碳水化合物饮食与低脂饮食相比,6 个月后甘油三酯和 HDL - C 的改善幅度更大;不过,低碳水化合物组的 LDL - C 显著升高。因此,有必要开展进一步研究,以明确低碳水化合物饮食的长期有效性和安全性。同时,由于大脑唯一能量来源是葡萄糖,因此推荐糖尿病患者每天碳水化合物摄入量不应低于 130 克。

除碳水化合物的摄入量外,食物种类、淀粉类型(直链淀粉和支链淀粉)、烹调方式和时间以及加工程度等对餐后血糖均有影响。

食物血糖指数(GI)可用于比较不同碳水化合物对人体餐后血糖反应的影响。定义为进食恒量的某种碳水化合物类食物后(通常为 1 份 50 克碳水化合物的食物),2 到 3 小时内的血糖曲线下面积相比空腹时的增幅除以进食某种标准食物(通常为葡萄糖或白面包)后的相应增幅。低血糖指数食物包括燕麦、大麦、谷麦、大豆、小扁豆、豆类、裸麦(粗黑麦)粗面包、苹果、柑橘、牛奶、酸奶等。欧洲糖尿病营养研究专家组以及 WHO 均推荐低 GI 食物。一项随机对照研究结果显示,低血糖指数饮食可降低糖尿病患者的血糖,但其他临床试验则没有证实这种作用。此外,不同个体对碳水化合物食物的反应也有所不同。最近一项对糖尿病患者食物血糖指数临床试验的 Meta -分析显示,与高血糖指数饮食相比,低血糖指数饮食可使 HbA1c 下降 0.4%。一项随机对照研究显示,对于新诊断的糖尿病患者,与传统营养教育相比,以低 GI 为主要内容的营养教育,有助于减少他们的脂肪摄入量,血糖水平控制更佳。流行病学资料也显示,低 GI 饮食与 2 型糖尿病的发病风险降低相关。

临床研究表明,蔗糖引起的血糖升高幅度并不比相同能量的淀粉引起的升幅更高,因此,不必因为担心蔗糖会加重高血糖,而绝对禁止糖尿病患者摄入蔗糖或含蔗糖的食物。在制定和实施饮食计划时,也可用其他碳水化合物食物替代蔗糖。此外,仍需要考虑伴随蔗糖同时摄入的其他营养素(例如脂肪)的入量,应注意避免过多的能量摄入。在糖尿病患者中,用果糖代替饮食中的蔗糖或淀粉,也可降低餐后血糖反应。但需要指出,由于过量果糖不利于血脂代谢,因此不推荐在糖尿病饮食中常规添加大量果糖作为甜味剂。目前尚无证据显示,水果、蔬菜和其他食物中存在的天然果糖会给糖尿病患者带来不利影响。因此,糖尿病患者不必禁食水果。

酒精本身对血糖和血清胰岛素浓度几乎没有影响,但与酒精同时摄入的碳水化合物则容易使血糖明显增高。持续过量饮酒（每天3个或3个以上酒精单位）可引起高血糖。观察研究表明，酒精摄入量与2型糖尿病、冠心病和卒中的发病风险有显著相关性，为此不推荐糖尿病患者饮酒。如要饮酒，2005年USDA美国人饮食指南推荐的饮酒量为：女性每天不超过1个酒精单位，男性每天不超过2个酒精单位。美国规定含15g纯酒精的酒量为1个酒精单位，大约相当于350毫升啤酒、150毫升葡萄酒或45毫升蒸馏酒。建议每周不超过2次饮酒。

5.膳食纤维

◆背景

膳食纤维有助于维持肠道健康，预防疾病发生。高膳食纤维食物具有能量密度低、脂肪含量低而体积较大的特点。进食膳食纤维含量丰富的食物，有助于预防和治疗肥胖、心血管疾病和2型糖尿病。传统的膳食纤维是指植物的结构成分和无能量储存的多聚糖，且不能被人类消化酶水解，其定义的主要依据是物质的化学结构。膳食纤维又可根据其水溶性分为不溶性膳食纤维和可溶性膳食纤维，前者包括纤维素、木质素和半纤维素等，存在于谷类和豆类的外皮及植物的茎叶部，可在肠道吸附水分，形成网络状，使食物与消化液不能充分接触，减慢淀粉类的消化吸收，可降低餐后血糖、血脂，增加饱腹感并软化粪便。后者包括果胶、豆胶、藻胶、树胶等，在豆类、水果、海带等食品中较多，在胃肠道遇水后与葡萄糖形成粘胶，从而减慢糖的吸收，使餐后血糖和胰岛素的水平降低，并具有降低胆固醇的作用。美国化学家分析学会（AOAC）推荐的常规分析方法可以定量分析此类膳食纤维。然而，随着产品发展与检测方法的进步，膳食纤维的含义正在从基于化学结构逐渐更新扩展可基于生理作用。美国谷物化学家学会定义的膳食纤维是指植物可食部的一部分，在人类小肠中不能消化吸收，但在结肠内可部分或全部酵解，包括多聚糖、寡聚糖、木质素、抗性淀粉及其他植物性成分。2008年营养与食品法典委员会特殊膳食（CCN FSDU）对膳食纤维给出了最新定义，即膳食纤维是指含10个或以上单体单位的碳水化合物聚合体，在人类的小肠不被内源性酶水解。属于下列类别：

（1）作为食品中自然存在的可食用的碳水化合物聚合体。

(2)碳水化合物的聚合体，它是从食品原料中用物理、酶或化学手段获得的，根据普遍接受的科学证据被证明对人体健康有利。

(3)合成碳水化合物的聚合体，根据普遍接受的科学证据被证明对人体健康有利。此定义明确了膳食纤维的几个不同特点。与其生物来源（植物）、化学组成（主要是碳水化合物）、生理作用（对肠道、血液系统）以及作为微生物生长的底物有关，特别是定植于大肠中的细菌。被此定义省略的膳食纤维的另一重要特性是其对食物的物理形状的贡献。

而欧洲食品安全局（EFSA，2007）对膳食纤维的定义是：包括所有非消化性碳水化合物，如非淀粉多糖（NSP）、抗性淀粉、抗性低聚糖（由三个或以上单糖链接而成的多糖）以及其他与膳食纤维多糖，尤其是木质素相关的非消化性微量组分。此定义与 CCN FSDU 的定义不同在于它是一个更广义的膳食纤维定义，包括了由三个或以上单糖链接而成的抗性低聚糖。

需要指出，迄今为止，包括美国和中国在内的很多国家，食品包装上食物成分标识中的膳食纤维值，采用的仍然是传统意义范畴上的膳食纤维量，而不包括那些无法用 AOAC 常规分析方法检出，也无法被人体消化吸收的低聚糖（如乙醇糖、多聚葡糖、寡聚半乳糖等）和抗性淀粉（一类在小肠内不被分解的淀粉和淀粉降解产物总称）。

◆ 证据

多项随机对照研究显示，添加膳食纤维可延长糖尿病患者的胃排空时间，延缓葡萄糖的消化与吸收，可改善餐后即刻血糖代谢和长期糖尿病控制。连续24 周每天摄入 50 克膳食纤维可显著改善 1 型糖尿病患者的血糖控制，减少高血糖的发生频率，高膳食纤维摄入的 1 型糖尿病孕妇每天的胰岛素使用量较低。

豆类、富含纤维的谷物类（每份食物≥5 克纤维）、水果、蔬菜和全麦食物均为膳食纤维的良好来源。虽然有队列研究结果显示，谷物膳食纤维与 2 型糖尿病的发生降低相关，但水果、蔬菜来源的膳食纤维无此作用。不过，总的来说，提高纤维摄入量对糖尿病患者总是有利的，首先应鼓励他们达到为普通人群推荐的膳食纤维每天摄入量，即 14 克/1000 千卡。

研究提示，含抗性淀粉（被物理性封闭在完整细胞结构内的淀粉（例如一些豆类中的淀粉）、淀粉颗粒（例如生土豆中的淀粉）、老化直链淀粉，来自经植物育种改良的植物，以提高直链淀粉含量）的食物或高直链淀粉食物（例如特别配方的玉米淀粉）可改变餐后血糖反应，防止低血糖，降低高血糖。不过，目前在糖尿病患者中开展的长期研究尚未证明使用抗性淀粉的益处。豆类是抗性淀粉的重要来源，豆类淀粉的 35％ 是不能消化吸收的。目前中国食物成分表中尚未列出食物中抗性淀粉含量。

6.无机盐及微量元素

◆ 背景

糖尿病患者由于代谢障碍，加之饮食控制，常会引起无机盐和微量元素的代谢紊乱，而这些无机盐和微量元素本身对胰岛素的合成、分泌、贮存、活性以及能量代谢起着重要的作用。

锌与胰岛素的合成、分泌、贮存、降解、生物活性及抗原性有关，缺锌时胰腺和 β 细胞内锌浓度下降，胰岛素合成减少。三价铬是人体必需的微量元素，三价铬的复合物在人体中被称作"葡萄糖耐量因子"，有利于改善糖耐量。硒是人体的必需微量元素，参与谷胱甘肽过氧化酶的构成，后者可降低机体脂质过氧化反应，有保护心肌细胞、肾小球及眼视网膜免受氧自由基损伤的作用。镁是多种糖代谢酶，如葡萄糖激酶、醛缩酶、糖原合成酶等体内许多酶的辅助因子。糖尿病患者钙、磷代谢异常可诱发骨代谢病理生理改变，如骨量减少和骨质疏松。

◆ 证据

调查研究发现，锌、铬、硒、镁、钙、磷、钠与糖尿病的发生、并发症的发展之间有密切关联。对 2007 年以来观察性研究的 Meta-分析显示，钙的低摄入与 2 型糖尿病和代谢综合征的风险增加有关，钙缺乏可能对血糖产生不良影响，联合补充钙与维生素 D 可有助于改善糖代谢，提高胰岛素的敏感性。

有随机、安慰剂对照研究发现，适量补铬可改善糖代谢，但美国和芬兰几项设计良好的对照研究未发现大量补铬对葡萄糖耐量受损或 2 型糖尿病的个体有明显益处。ADA 认为可能是中国人的铬水平处于基础的边缘水平。美国 FDA 认为，虽然有小样本研究显示吡啶甲酸铬可降低胰岛素抵抗，但吡啶甲酸铬与胰岛素抵抗或 2 型糖尿病之间的关系还不确定。对于铬缺乏已经明确诊断的患者（如长期接受传统肠外营养者），应按膳食推荐摄入量的标准补充铬元素。

美国的一项大规模人群研究结果显示，镁的摄入量与糖尿病的发生风险降低有显著相关性。镁缺乏可能加重胰岛素抵抗、糖耐量异常及高血压，但目前仅主张诊断明确的低镁血症患者须补充镁。

有研究发现血清硒浓度在 70～90 微克/升区间时，人体谷胱甘肽过氧化酶合成反应达到峰值，当血清硒浓度在 70～90 微克/升范围以外时，血清硒水平与谷胱甘肽过氧化酶活性则无相关性。美国一项横断面调查的研究发现，成人高血清硒浓度与糖尿病发生风险有关，也与空腹血糖升高和糖化血红蛋白升高风险有关。还有研究报道高血清硒浓度可与血脂升高和高血压相关。

调查研究表明，糖尿病患者比正常人尿锌水平增高，血锌水平降低，这种改变与血糖水平相关，而与尿糖水平无关。对 1 型和 2 型糖尿病患者补锌治疗后发现，脂质过氧化物减少，谷胱甘肽过氧化酶活性水平提高。

研究表明，糖尿病患者常发生钙代谢紊乱，主要表现在尿钙排出增多，钙代谢呈负平衡，但一般不表现为血钙下降，这主要是由于骨钙动员的结果，如果糖尿病患者病情长期得不到控制，造成大量的蓄积钙丢失，患者可能会出现骨质疏松。

临床和流行病学研究显示，铁过量可能引发和加剧糖尿病及其并发症。哈佛大学公共卫生学院进行的一项追踪了 12 年的前瞻性队列研究表明：血红素铁的总摄入量、来自红肉的血红素铁的摄入量与 2 型糖尿病的发病风险升高相关，而铁的总摄入量和非红肉来源的血红素铁摄入量以及献血与 2 型糖尿病发病风险无关。在我国进行的小样本调查研究也可见到相似结果。而对于一些促氧化剂的微量元素，例如铜，则应注意避免超生理剂量摄入。美国进行的回顾性研究发现死亡的冠心病患者血清铜浓度显著高于对照组，提示可能是危险因素之一，国内尚缺乏相关研究数据。

由于糖尿病患者饮食受一定限制，容易导致营养素缺乏，而微量元素的缺乏可能会加重糖尿病糖代谢障碍。通过血清检测可以判断钙、钾或镁是否需要补充，但检测锌、硒或铬有无缺乏则比较困难，补充这些营养素也不会在短时间内改善治疗效果。因此为预防或纠正无机盐与微量元素的代谢紊乱,医生、营养师和护士应将工作重点放在预防方面;一方面告知糖尿病患者均衡饮食是预防微量元素缺乏的基本办法;另一方面在日常生活中可适当补充含多种微量元素的营养制剂,而非大量补充某一种元素,以免造成代谢失衡,反而对人体有害。

7.维生素

◆背景

维生素作为机体物质代谢的辅酶和/或抗氧化剂,其缺乏及失衡在糖尿病及其并发症的发生发展中有重要作用。流行病学研究显示:接受饮食治疗的糖尿病患者常存在多种维生素的缺乏。1 型糖尿病患者常存在维生素 A、B_1、B_2、B_6、C、D、E 等缺乏,2 型糖尿病患者则以 B 族维生素、β 胡萝卜及维生素 C 缺乏最为常见。

糖尿病患者应认识到从天然来源和均衡饮食中获得维生素以达到每天需求量的重要性。在某些群体中,如老年人,孕妇或哺乳期妇女,严格的素食者,或采用限制能量饮食的个体,可能需要补充复合维生素。

◆证据

(1)维生素 A

对维生素 A 与糖尿病发病及相关并发症关系的认识,多来自于动物实验,较缺乏人类研究证据。如 Palacions 等在鼠类实验中发现,维生素 A 是一种有效的抗氧化和清除自由基的物质,可保护机体免受过氧化物的损伤。

与维生素 A 有关的临床研究多系针对 1 型糖尿病。例如,一项病例对照研究显示,1 型糖尿病儿童面临动脉粥样硬化和维生素 A 相对不足的高风险,给予维生素 A 补充剂治疗,可减少或防止动脉粥样硬化的风险。

(2)维生素 C

维生素 C 具有强大的抗氧化功能,能有效清除体内氧自由基并阻止其产生,同时还能有效防止脂质过氧化,对预防糖尿病神经和血管病变的发生和发展具有重要作用。维生素 C 能降低糖尿病患者肾脏、神经细胞、视网膜毛细血管周细胞和内皮细胞内的山梨醇含量,升高肌醇,恢复 Na－K－ATP 酶活性,改善因细胞内山梨醇增多引起的细胞功能障碍。维生素 C,尤其是脱氢抗坏血酸,一直被认为是能与氨基酸或蛋白质的氨基基团起反应的化合物,可竞争抑制非酶糖化反应的进行,从而减少蛋白质糖基化水平,进而能有效预防糖尿病慢性并发症的发生。

（3）**维生素 E**

作为体内最强的抗氧化剂,维生素 E 可通过清除自由基、增强谷胱甘肽过氧化物酶等抗氧化酶类活性的作用,改善机体对胰岛素的敏感性;避免 LDL 氧化修饰为 ox - LDL,并可防止生物膜脂质过氧化损伤;通过促使前列腺素合成、抑制血栓素生成等,改善机体血液的高凝状态,有利于控制血糖,改善大血管及微血管病变。

糖尿病患者体内由于在形成非酶糖化产物的过程中会产生大量超氧离子自由基,增多的自由基和非酶糖化产物一起共同构成了对机体的损害。作为体内的强抗氧化剂,维生素 E、维生素 C 可减轻自由基对机体的损害并能抑制非酶糖化产物的形成。动物实验等研究发现维生素 E 能够阻断非酶糖化终末产物诱导的内皮细胞醛糖还原酶 mRNA 和蛋白的表达。但上述研究均为动物实验研究,缺乏在人体条件下的验证。

糖尿病状态下维生素 C、维生素 E 代谢紊乱,对糖尿病的病情和各种并发症尤其是血管病变不利,目前临床上常规使用的维生素 C、维生素 E 剂量偏小,作用有限,营养调查发现糖尿病患者膳食维生素的摄入量更少,给糖尿病患者补充大剂量维生素 C、维生素 E 可能具有临床意义,但确切剂量目前尚无完善的理论基础。美国糖尿病协会认为,既安全又有效的剂量范围为维生素 E 300~1000 毫克/天、维生素 C 500~1500 毫克/天。

（4）**维生素 D**

大样本临床研究表明,血清维生素 D 的水平与 2 型糖尿病的发病呈负相关。与血维生素 D 水平低的人群相比,血维生素 D 水平高的人群患 2 型糖尿病的风险降低,相对危险比为 0.06,差异显著。美国护士健康调查研究对 83799 名非糖尿病患者人群追踪 20 年后,其中 4843 人被诊断为 2 型糖尿病,结果显示给予维生素 D 及钙剂补充,其 2 型糖尿病发病的相对危险比为 0.87,补充维生素 D 及钙剂充足的人群与补充较少的人群相比,相对危险比显著降低。

有关此结果的具体机制仍待进一步研究，目前主要认为与维生素 D 可以影响胰岛 β 细胞功能及胰岛素抵抗有关。而胰岛 β 细胞功能受损及胰岛素抵抗是 2 型糖尿病发病的中心环节。近来有研究证明，维生素 D 与心血管疾病的发生明显相关。

（5）B 族维生素

Elliott 等的人群非随机、对照研究显示补充烟酰胺可减少糖尿病的发生。动物实验研究发现，尼克酰胺具有保护残留胰岛细胞的作用。KarenE. Mackenzie 等的随机、双盲对照研究显示，1 型糖尿病患儿补充叶酸 5 毫克/天和维生素 B_6 100 毫克/天持续 8 周，有助于改善紊乱的内皮细胞功能。Madeeha Kamal 等在一组小样本病例研究中发现，持续给予初诊为 1 型糖尿病患儿小剂量烟酰胺 1～2 毫克/（千克·天），能降低患者对胰岛素的需求量，延长蜜月期。

维生素 B_1 及 B_{12} 常用于糖尿病神经病变，尤其是痛性神经病变的治疗。甲钴胺为维生素 B_{12} 的衍生物，常用于糖尿病神经病变的治疗，长期应用对糖尿病大血管并发症亦有一定疗效。

（6）联合维生素与微量元素

Maryam Sadat Farvid 的研究显示，2 型糖尿病患者联合补充维生素 C、维生素 E、镁、锌，能明显改善肾小球功能、降低血压、降低空腹血糖、降低丙二醛酸。联合补充维生素 C、维生素 E、镁、锌比单纯补充维生素 C＋维生素 E 或单纯补充锌＋镁效果好。Thomas A. Barringer 等研究表明，2 型糖尿病患者联合补充多种维生素和矿物质 1 年，能显著减少感染的发生率（17％ vs 93％）。

8. 植物化学物

现代营养学十分注重对非营养因子的研究，其中大多是具有重要的生理功能的植物化学物。目前人们尚未将其定义为营养素。植物化学物通常定义为植物性食物代谢过程中产生的次级代谢产物，用于植物的自身防御和生存。一些动物性组织中也可能含有此类化学物。

当植物化学物被用于控制某些疾病时，其通常被认为是药物而非膳食营养素。其实在很早以前我国就已经将某些植物化学物用于疾病的防治了。植物化学物的层出不穷使人们有更多的机会选择适宜的健康食品以及功能性食品以满足特殊的生理或病理需求。常见的植物化学物可分为以下几类：非维生素

A前体(包括类胡萝卜素、类黄酮和异类黄酮)、多酚、异硫氰酸酯、吲哚、萝卜硫素、单萜、叶黄素以及不被消化的低聚糖等。

(1)植物甾醇

◆背景

植物甾醇(phytostemls,plantsterols)是存在于植物中的结构类似于胆固醇的化合物。早在上世纪50年代就开始了植物甾醇降低血浆胆固醇作用的研究。Peterson等发现大豆甾醇(soysterol)能降低血浆和肝脏中的胆固醇水平之后,Pollak等发现膳食中谷甾醇能显著降低人血浆中的胆固醇含量。

◆证据

上世纪50年代后的多项研究结果表明,植物甾醇和甾烷醇可以降低血浆TC和LDL-C水平,并且不影响HDL-C和TG水平。一项关于32项植物甾醇补充试验的Meta-分析表明,植物甾醇或甾烷醇降低LDL-C的最大作用为10%,所需剂量为2克/天,而继续增加摄入量对于进一步降低胆固醇的作用很小。Baker WL对5项随机、安慰剂对照的植物醇和植物甾烷醇研究进行的Meta-分析结果显示,给予糖尿病患者补充植物醇和植物甾烷醇,可有效降低LDL-C并升高HDL-C水平。

2001年美国国家胆固醇教育项目(the US national cholesterol education program,NCEP)建议:在特定人群的膳食中每天补充2克植物甾醇酯或甾烷醇酯可以降低血浆中LDL-C的水平,从而降低冠心病的发病风险。

(2)肉碱

◆背景

肉碱于1905年由俄国科学家Dulenitsh和Kremberg从肌肉提取物中发现。人体内的肉碱有两个来源,一是从膳食中摄取,二是在肝脏、脑、肾脏等组织中合成。通过血液循环转运到各组织,主要分布在心肌和骨骼肌。血浆中的肉碱分为游离型和结合型。结合型是指酰基肉碱,占总肉碱的14.8%,而游离型肉碱占85.2%。

肉碱是参与糖尿病患者心肌脂肪代谢的重要物质,左旋肉碱在胞浆中与脂肪酰辅酶结合,由肉碱乙酰转移酶催化,转运脂肪酸进入线粒体,进行β氧化。

糖尿病患者葡萄糖、脂肪利用异常，肝脏脂肪合成减少，分解代谢增加，β 氧化增强，血浆及肌肉中的肉碱流向肝脏，参加 β 氧化，导致肉碱消耗增加，血浆肉碱水平下降。正常情况下心脏能量供应 60%～80% 来自脂肪的 β 氧化，而在糖尿病条件下，糖尿病患者的心肌中由于缺乏胰岛素，葡萄糖氧化受抑制，心脏能量供应对脂肪代谢的依赖性增加。但是，心脏本身不能合成肉碱，只能从血液中摄取，而糖尿病患者血浆中游离肉碱含量是减少的。因此，心肌中肉碱含量减少，持续的肉碱缺乏，一方面加重脂肪代谢紊乱，使血脂升高，加速动脉硬化，可能使糖尿病患者较非糖尿病患者更易发生冠心病；另一方面肉碱缺乏使线粒体中脂肪代谢中间产物长链乙酰辅酶 A、长链乙酰肉碱含量增高，这些中间产物对心脏代谢及心肌能量供应不利，使心脏线粒体功能减退，心肌功能减退，加重糖尿病患者心脏病变。

◆ 证据

国内横断面调查发现，糖尿病伴心脏病组血浆游离肉碱浓度低于单纯糖尿病患者的血浆肉碱浓度，也低于单纯冠心病患者血浆游离肉碱浓度，提示肉碱缺乏可能是糖尿病患者易患冠心病的原因之一。

国内研究显示，左旋肉碱可使超重 2 型糖尿病患者的甘油三酯水平显著下降，并有助于降低体脂含量。

（3）叶黄素

◆ 背景

叶黄素（Lutein），是一种广泛存在于蔬菜、花卉、水果与某些藻类生物中的天然色素，它属于类胡萝卜素族物质，是构成人眼视网膜黄斑区域的主要色素。叶黄素在西兰花、羽衣甘蓝、菠菜等深绿色叶菜以及金盏花、万寿菊等花卉中含量最高，其次，南瓜、桃子、辣椒、芒果、柑橘中则含有丰富的叶黄素酯，叶黄素酯是叶黄素的前体。植物所含的天然叶黄素是一种性能优异的抗氧化剂，同时能预防细胞衰老和机体衰老。

◆ 证据

糖尿病患者处于高糖状态下，由于代谢异常引起氧自由基的增加。叶黄素具有较强的抗氧化作用，能抑制氧自由基的活性，阻止氧自由基对正常细胞的破坏。叶黄素是存在于视网膜的类胡萝卜素之一,是视网膜血管抗氧化所必不可缺的。叶黄素可吸收大量蓝光,蓝色可见光的波长和紫外光接近,是能达到视网膜的可见光中潜在危害性最大的一种光。在到达视网膜上敏感的细胞前,光先经过叶黄素的最高聚集区,这时若视黄斑处的叶黄素含量丰富,就能将这种伤害减至最小。

Dwyer JH 等的离体细胞和动物实验研究结果表明,叶黄素对早期的动脉硬化进程有延缓作用。血液中叶黄素的含量与动脉主干道血管内膜厚度的变化相关。血液中叶黄素含量较低时,极易引起动脉血管壁增厚。随着叶黄素含量的逐渐增加,动脉壁增厚趋势降低,动脉栓塞也显著降低。同时,动脉壁细胞中的叶黄素还可降低 LDL－C 胆固醇的氧化性。

(4)生物活性肽

生物活性肽是指具有生物活性的多肽,是一类由 20 种天然氨基酸以不同的组成和排列方式构成的从二肽到复杂的线性、环形结构的不同的肽类的总称,是源于蛋白质的多功能化合物。这些活性肽在细胞生理及代谢功能的调节上具有重要的作用,几乎涉及人体所有的生理活动,如神经系统、消化系统、循环系统、内分泌系统等。不仅如此,其中许多活性肽可能还具有原蛋白质或其组成氨基酸所没有的新功能。特别是以数个氨基酸结合生成的低肽不仅有比蛋白质更好的消化吸收性能,还具有促进免疫、调节激素、抗菌、抗病毒、降血压和降血脂等生理功能。但对证据进行检索后发现,缺乏生物活性肽的临床研究证据。

a.海洋胶原肽

海洋胶原肽(又称海洋鱼低聚肽)是海洋鱼骨/鱼皮蛋白进行分解后得到的小分子肽类,分子量小于 1000kDa。它不需要消化就可以直接被人体吸收,在人体内的利用率明显高于氨基酸和整蛋白。海洋胶原肽可有效改善营养状况,预防和纠正营养缺乏、消瘦、贫血等诸多营养缺陷状况;具有明显的增加机体免疫力的作用,减少感染性疾病的发生;提高机体对药物副作用的耐受性;可有效缩短病程,减少住院时间并减少医疗费用。

◆证据

临床研究显示,海洋胶原肽可改善糖尿病患者糖负荷后的血糖曲线下面积,可显著缩短糖尿病住院患者的血糖调整期并降低夜间低血糖反应的发生率,还具有改善胰岛素分泌功能和胰岛素敏感性的作用。一项为期 3 个月的前瞻性双盲人群对照研究显示,海洋胶原肽干预后 1.5 个月和 3 个月,糖尿病患者的血糖、胰岛素、甘油三酯、总胆固醇、低密度脂蛋白和游离脂肪酸均呈下降趋势。

b.玉米肽

玉米肽是从天然食品玉米中提取的蛋白质,经定向酶切及特定小肽分离技术获得的小分子多肽物质。玉米肽可抑制血管紧张素转换酶的活性,在动物实验中,作为一种血管紧张素的竞争性抑制剂,减轻血管紧张,降压效果明显。此外,玉米肽作为疏水性肽,具有降低胆固醇、促进体内胆固醇代谢,增加粪甾醇的排泄等功能。但对证据进行检索后发现,缺乏玉米肽的临床研究证据。

9.甜味剂

◆ 背景

目前已广泛使用于食品加工业的低能量甜味剂包括糖醇(如赤藓糖醇、异麦芽酮糖醇、乳糖醇、麦芽糖醇、甘露糖醇、山梨糖醇、木糖醇、塔格糖)和氢化淀粉水解物。对患有糖尿病和无糖尿病受试者的研究显示,与蔗糖或葡萄糖相比,糖醇引起的餐后血糖反应更低,同时可利用的能量也更低。糖醇内的平均能量约为 2 千卡/克(为蔗糖能量的一半)。计算含糖醇食物的碳水化合物含量,应从总的碳水化合物克数中减去糖醇的克数。使用糖醇作为甜味剂可降低发生龋齿的危险度。

◆ 证据

没有证据表明可能摄入的糖醇量会降低血糖、能量摄入量或体重。目前没有发现糖醇存在安全性问题,但大量食入有可能导致腹泻或者影响血胆固醇的浓度。

美国 FDA 批准的 5 种非营养性甜味剂分别是:乙酰磺胺酸钾、阿斯巴甜、纽甜、食用糖精和三氯蔗糖。这些甜味剂获准上市之前都经过了严格的审查,结果显示,公众(包括糖尿病患者和孕妇)食用这些甜味剂是安全的。在非糖尿病患者中开展的临床研究没有发现非营养性甜味剂会导致体重变化。

10.膳食结构

◆背景

虽然已经有很多研究试图确定糖尿病最佳的膳食结构,集中体现在宏量营养素的最佳比例。但现实情况似乎不太可能存在这样的最佳组合,而是取决于每个人的个体情况。对寻求健康成年人宏量营养素比例指导的个体,可参考居民膳食营养素推荐摄入量。必须清楚地认识到,无论宏量营养素的产热比例如何分配,总能量的摄入都必须适合体重管理目标。而且,宏量营养素比例个体化也取决于患者的代谢状态(例如,血脂谱、蛋白质谱)。

◆证据

在控制体重的干预中,低脂饮食是传统提倡的减肥方法。但是有随机对照研究表明,低碳水化合物饮食 6 个月减肥效果比低脂饮食更明显。不过,1 年后低碳水化合物和低脂饮食的减肥效果趋于相同。研究表明,2 型糖尿病患者短期采用低碳水化合物饮食,比低脂饮食降低 HbA1c 的作用更明显。

最近一项 Meta - 分析表明,坚持低碳水化合物饮食 6 个月,比低脂饮食更能改善甘油三酯及 HDL - C 水平,但低碳水化合物饮食患者 LDL - C 水平明显高于低脂饮食患者,因此需要进一步的研究,以确定低碳水化合物饮食的功效及安全性。碳水化合物的推荐膳食摄入量为 130 克/天,此时中枢神经系统依靠碳水化合物功能,而无需蛋白质或脂肪转化的能量。虽然低碳水化合物饮食也可满足大脑所需能量供给,但是极低碳水化合物饮食对代谢的长期影响还不清楚,这种饮食剔除了很多食物,而这些食物是能量、纤维素、维生素、矿物质的重要来源,对于饮食口感也有重要影响。

在控制体重的诸多饮食结构中,坚持低碳水化合物膳食、限制能量低脂肪膳食以及地中海膳食模式均能够有效地控制体重。其中,地中海膳食模式主要指环地中海地区的居民以富含单不饱和脂肪酸来源的脂肪、大量的新鲜水果、蔬菜、适量红酒等为代表的膳食方式。在长期应用的研究中,地中海膳食对改善代谢状况、保护心脏功能具有更多优势。